中国儿童性教育全彩绘画读本

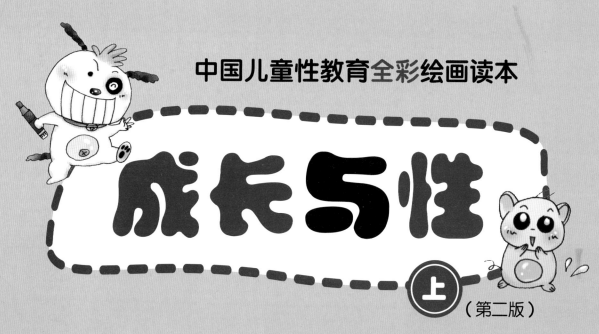

成长与性

上

（第二版）

胡萍 著

科学出版社

北 京

内 容 简 介

本书采用儿童喜爱的全彩绘画版，以图文并茂的形式让儿童懂得：男孩女孩不一样，保护自己身体隐私和尊重别人身体隐私，生命从何而来，孩子怎样长成大人，家庭成员的责任和权利……

本书的内容是在作者与儿童充分交流的基础上，经过丰富和升华而来。语言简单易懂，是一本孩子自己能够看得懂的书，同时也是一本能帮助父母回答孩子"尴尬"问题的书。

本书适合5—13 岁的孩子及其家长阅读。

图书在版编目（CIP）数据

成长与性. 上册 / 胡萍著. — 2版. — 北京：科学出版社，2016.6（2023.11重印）

（中国儿童性教育全彩绘画读本）

ISBN 978 – 7 – 03 – 048472 – 7

Ⅰ.①成… Ⅱ.①胡… Ⅲ.①性教育－儿童读物 Ⅳ.①R167-49

中国版本图书馆CIP数据核字（2016）第117728号

责任编辑：张　展 / 责任校对：伍　玲
责任印制：罗　科 / 封面设计：蜜桃&宾果工作室

科学出版社 出版

北京东黄城根北街16号
邮政编码：100717
http://www.sciencep.com

安徽芜湖新华印务有限责任公司印刷
科学出版社发行　　各地新华书店经销

*

2004 年 9 月第　一　版　　开本：890×1240 1/16
2016 年 5 月第　二　版　　印张：7 1/4
2023 年11月第四十三次印刷　字数：75 000

定价：35.00 元

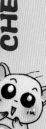

CHENGZHANG YU XING

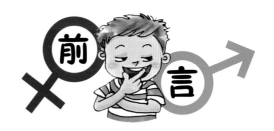

前言

　　我是一个男孩的母亲。自从我有了儿子以后，我希望我的孩子从小懂得生命、懂得爱、懂得保护自己。我的儿子与所有孩子一样，从三岁就开始了对自己生命来源的追寻："妈妈，我从哪里来？"而我和许多母亲一样，当对孩子进行爱与生命教育的机会来临时，我却尴尬得不知道从何开口。作为母亲，我一直希望能够有一本孩子看得懂的性健康教育读本，当孩子们问"妈妈，我从哪里来？""妈妈，为什么男孩和女孩小便的地方不一样？""妈妈，为什么女孩的胸部比男孩大？""什么是月经？""男孩的遗精是什么？""什么是强奸？"时，父母们可以坦然地拿出这本书，平静而自然地"照本宣科"，回答孩子们的提问。

　　我曾经是一名儿科医生。在我做医生时，曾遇到一个刚出生6天的小婴儿，婴儿的两眼布满脓液，无法睁开。由于他的母亲患有性病，他刚来到这个世界，也成了一个性病患者，我不知道他的双眼还能不能看到这个世界。面对他母亲无奈而又痛苦的眼神，我不知道该对她讲什么，现在对她讲解如何预防性病，或许已经晚了。

　　我曾经是一位临床医学讲师。至今，我也无法忘记在卫生学校工作时的一个学生。因为恋爱，她未婚怀孕后，到一家无资质的私人小诊所做人流时死亡。她还未满18岁，在学校学习过妇产科，懂得基本的医学知识。然而，她却不懂得如何保护自己。让我心痛的是，我做了她一年半的专业课教师，教她治病救人，却没有教过她珍爱自己。我常常在想：如果她还是我的学生，我应该怎么做才能够让她信任我，在她怀孕后需要帮助的时候，会毫不犹豫地来找我！

2001年9月，为了陪儿子上学，我来到成都外国语学校附属小学做校医。因为一位六年级学生家长的提议和陶宏知校长的支持，来到学校一周后，我开始为小学六年级的孩子讲授性教育课，就此走上了研究儿童和青少年性教育之路。在2001～2005年期间，我在该小学进行了1～6年级孩子的性健康教育课堂教学研究，与不同年龄阶段孩子交流关于性、关于生命、关于爱情、关于保护自己不受性侵害等话题。由此收集到了不同年龄阶段孩子的共同问题，我希望孩子们能够有一本性教育的教科书，帮助自己更好地理解性的成长是生命完整成长的重要组成部分。

2004年，《成长与性》上、下册由科学出版社出版发行，了却了我作为母亲和教师的心愿。迄今为止，这套书已经发行了整整十二年，深受广大读者的喜爱，让成千上万的孩子和家庭得到了帮助。《成长与性》是一套完整的儿童性教育系列书，图文并茂，孩子自己能够看懂，还能够在父母与孩子之间轻松搭建交流性话题的平台，是父母对孩子进行性健康教育最好的助手。

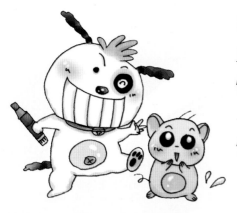

为了帮助父母利用好这套书，特此提出以下建议：第一，父母要根据孩子的年龄购买此书，5～9岁的孩子适合看《成长与性》上册，10～13岁孩子需要购买《成长与性》上下册；第二，在给孩子看《成长与性》之前，父母要先看一遍，为与孩子沟通

书中的内容奠定基础；第三，父母需要认真阅读我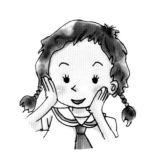
的《善解童贞》系列书籍，帮助父母更好地理解儿
童性教育原则和内容。希望《成长与性》能够帮助
孩子学会爱，学会尊重，学会保护自己！

在此，我要感谢陶宏知校长多年来对我的理解和支持！感谢科
学出版社对我的信任和支持！

胡　萍

2016年3月　于深圳

如果您需要帮助，可以与我联系。

邮箱：huping1963@qq.com

胡萍老师新浪博客：http://blog.sina.com.cn/hupingcd

胡萍工作室网站：http://www.ihuping.com

胡萍工作室
微信公众平台

善解童贞
微信公众平台

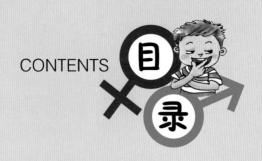

CONTENTS 目录

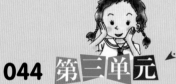
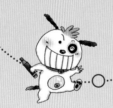

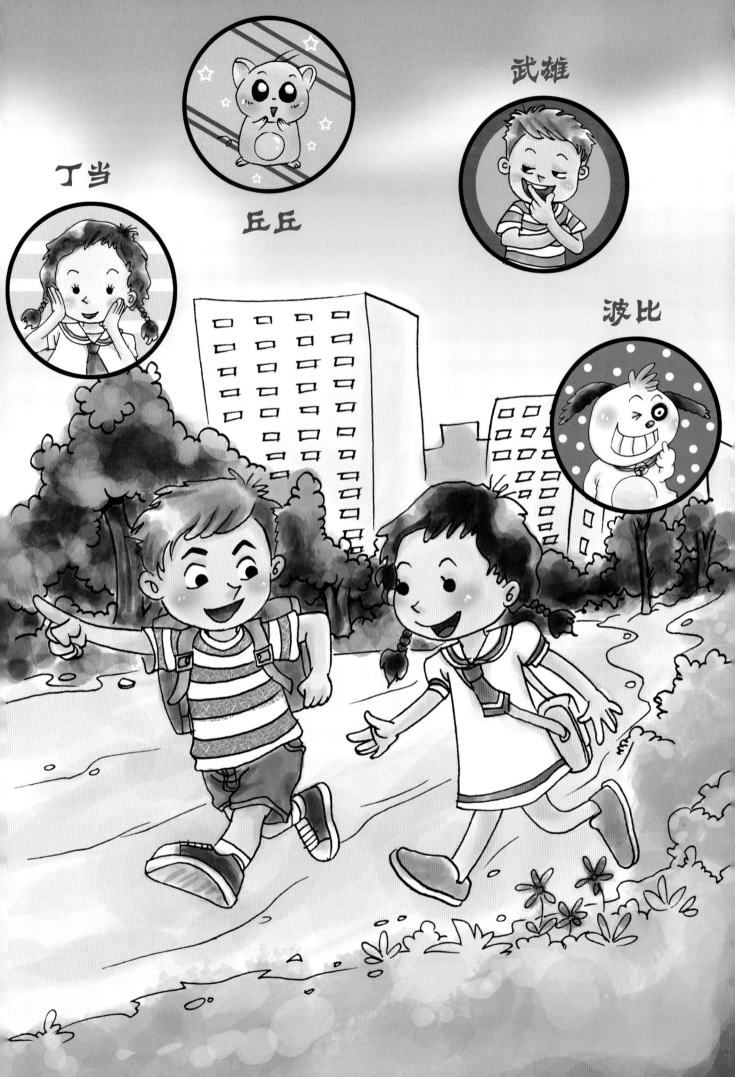

丁当

丘丘

武雄

波比

第一单元
保护身体的隐私

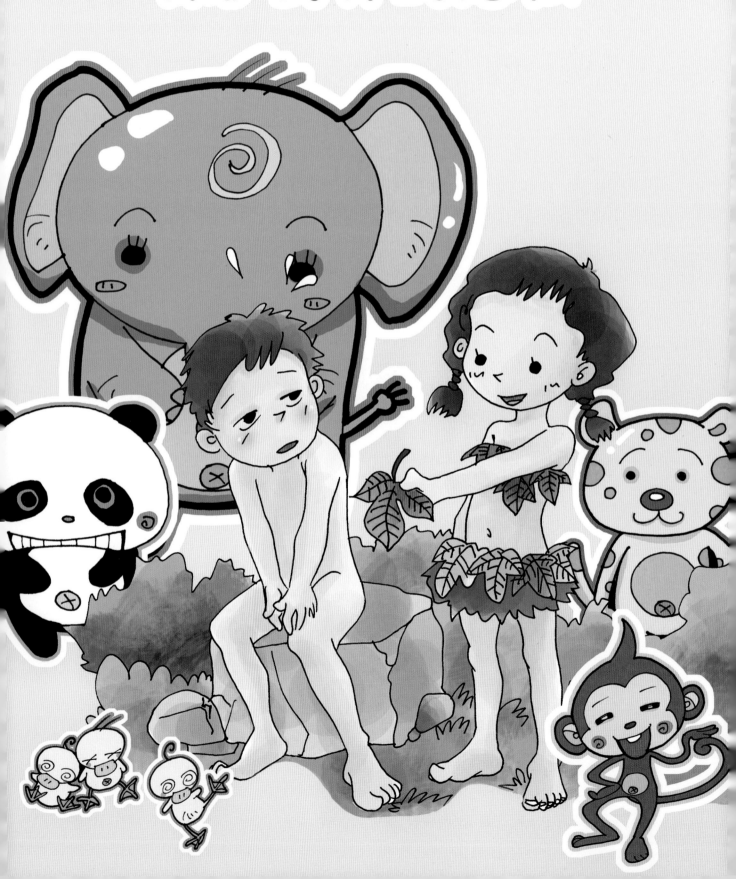

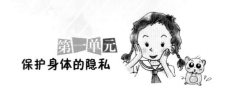

不论你是在自己的家里还是在公共场所，都要有保护自己身体隐私的意识。人体有的部位可以暴露出来，别人看见也没有关系，比如我们的眼睛、鼻子、嘴巴和手等。但有的部位是不能够随便暴露的，比如生殖器官、臀部、女孩的胸部等，这些部位称为人体的隐私部位。身体的隐私部位不能随便给别人看，也不能随便给别人摸。所以，人们要穿衣服，以保护自己的隐私部位。男孩和女孩身体的隐私部位不一样。

图中红色部位为人体隐私部位。

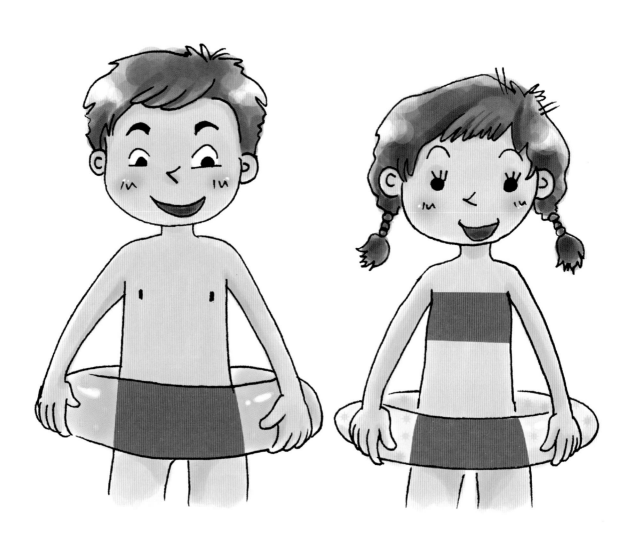

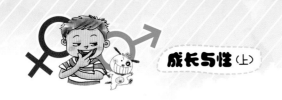
游泳时，我们会尽量少穿衣服，但女孩必须穿游泳衣，男孩必须穿游泳裤。游泳衣和游泳裤保护了女孩和男孩的隐私部位。

武雄和丁当把隐私部位保护得很好，这样就可以放心大胆地玩了。

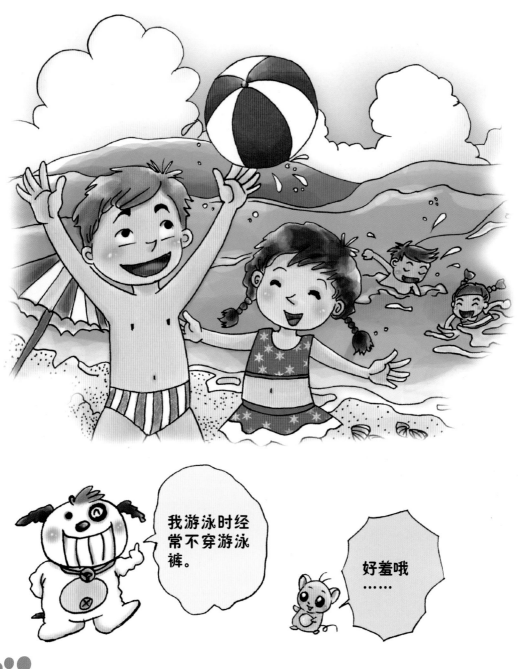

我游泳时经常不穿游泳裤。

好羞哦……

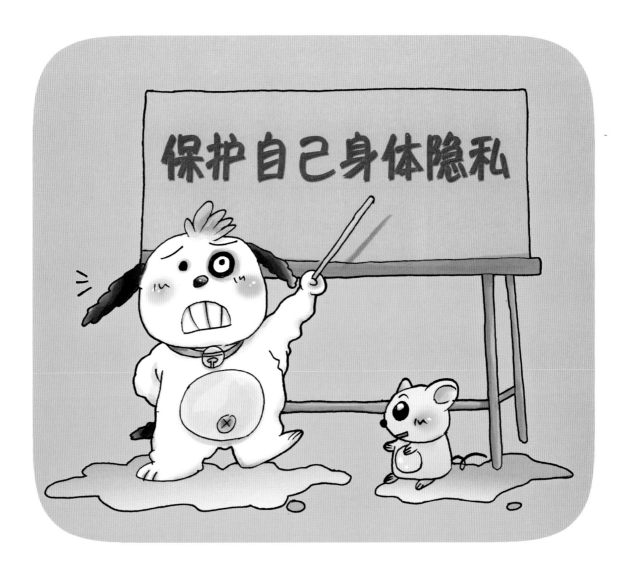

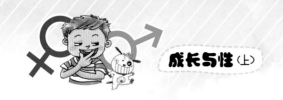

　　当我们在家时，穿好衣服前要避开家人。当我们在学校宿舍时，没有穿好衣服也要避开同宿舍的同学。不能光着身体，什么都不穿，就在家里或宿舍里到处走动。

　　丁当洗澡后，用浴巾遮住自己的隐私部位，然后再到穿衣处穿好衣服。

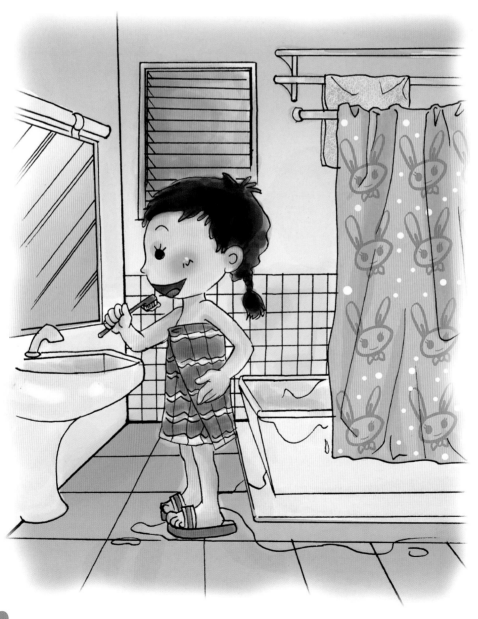

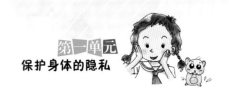
父母或朋友要进入你的房间时，你有权利要求他们敲门，经过你的同意才能进入。

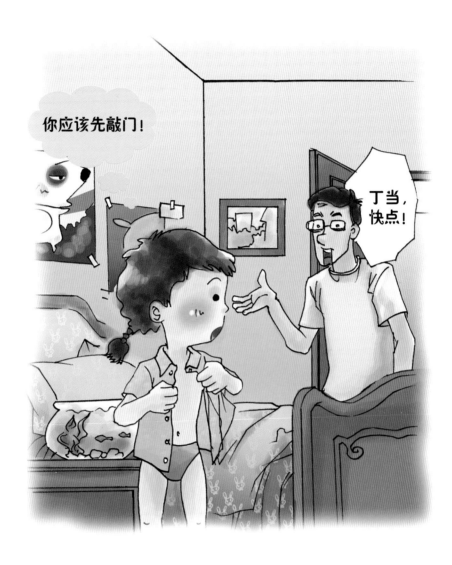

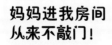

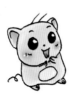

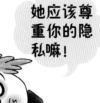

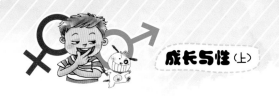

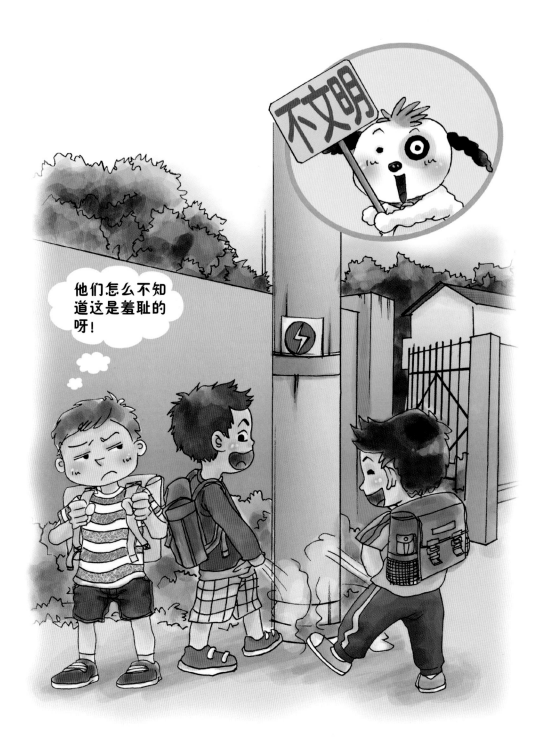

不要在公共场所大小便，因为这暴露了你的生殖器官，同时也是一种非常不文明的行为。

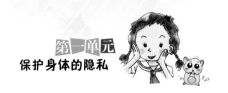
武雄坚持上卫生间解手或洗澡时，关好卫生间的门。

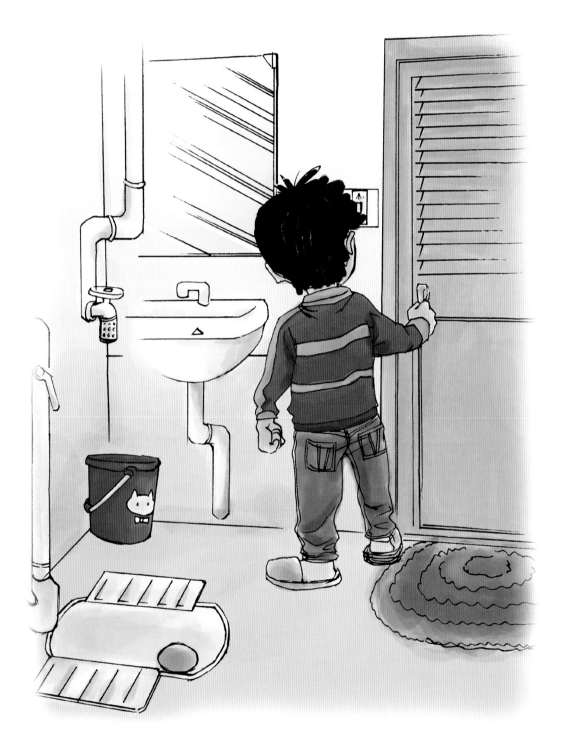

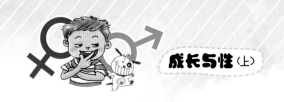
不论你是男孩还是女孩，如果有人给你钱、玩具或买好吃的东西引诱你，或者强迫你，要你脱掉衣服或裤子，露出你的隐私部位，或者他用手去摸你的隐私部位，你一定不能答应他，要想办法立即离开他，并把他的行为告诉爸爸妈妈。

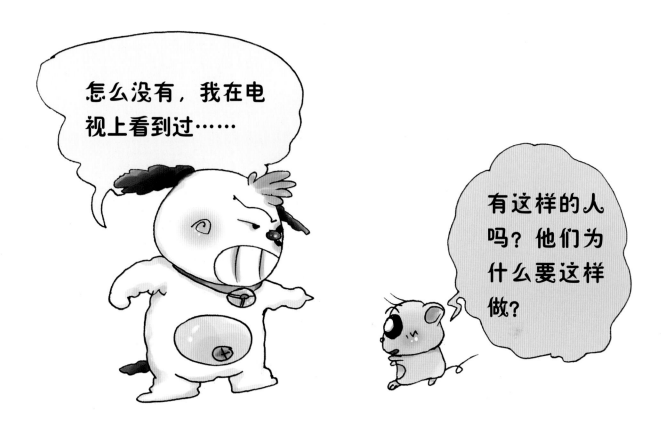

这种人的品德和心理有问题，他们会对儿童进行性侵害。他们往往利用儿童不懂得保护自己，或者贪图小利，达到他们伤害儿童的目的。

对你进行性侵害的人，除了陌生人外，很可能是你非常熟悉的人，比如，你的邻居、亲戚、老师、父母的朋友等。从外表上，你不能辨别谁会伤害你。

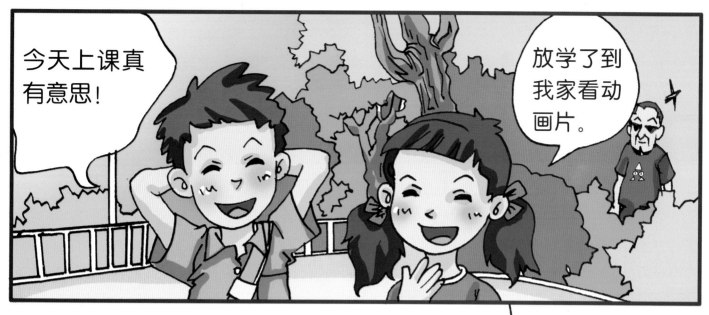

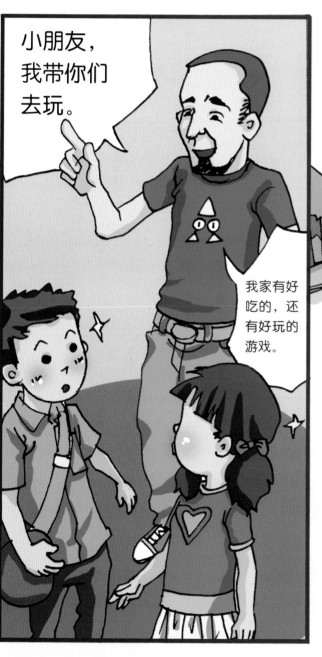

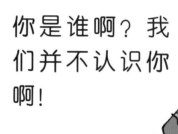

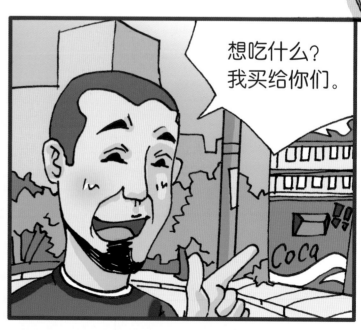

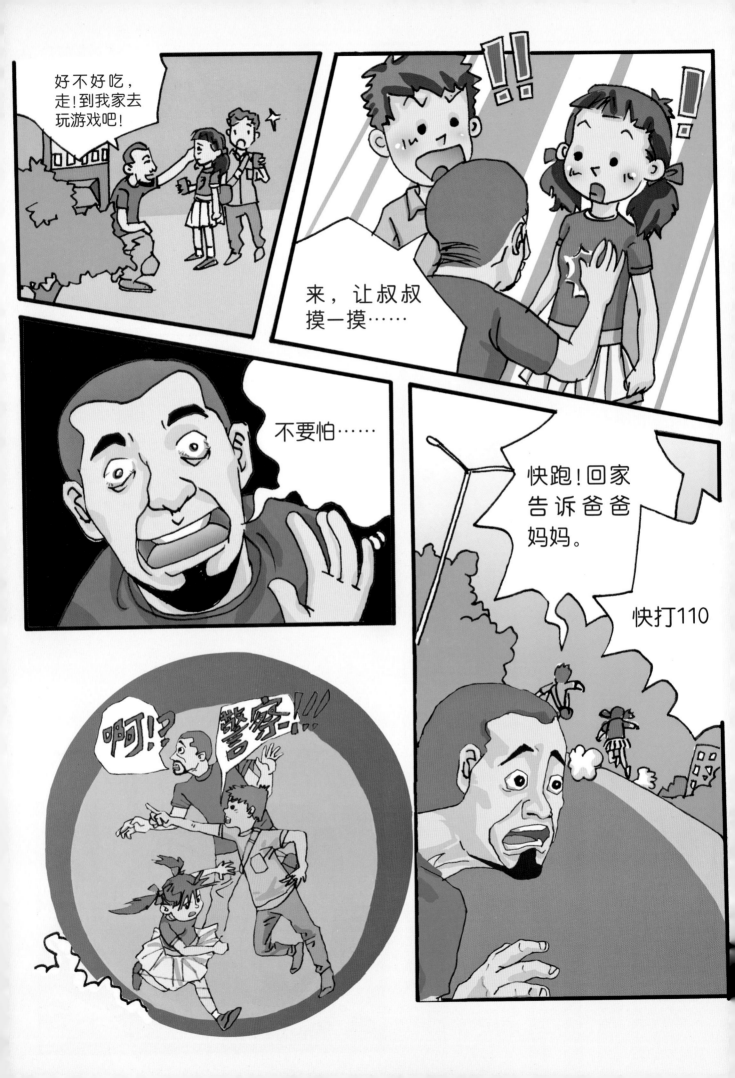

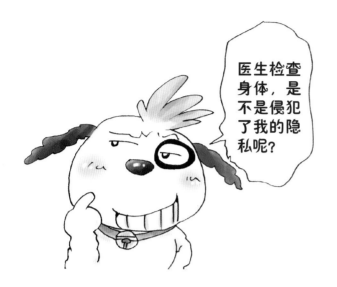

医生检查身体，是不是侵犯了我的隐私呢？

到医院看病，医生检查你的身体，需要接触身体的不同部位，这是非常必要的，不然医生怎么给你治病呢？但要记住，当医生检查你的隐私部位时，一定要让爸爸或妈妈陪着你，这样你就安全了。

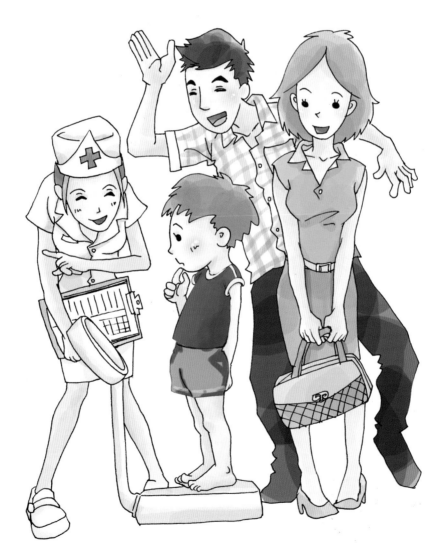

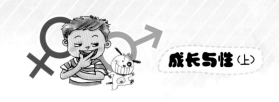
当你还是一个婴儿的时候，你还不能够照顾自己的生活，需要爸爸妈妈帮助你洗澡或洗屁股，他们不是有意要看或者摸你的隐私部位。当你在三岁以后，应该学着自己独立洗澡了，而且，你完全可以做得到独立洗澡。

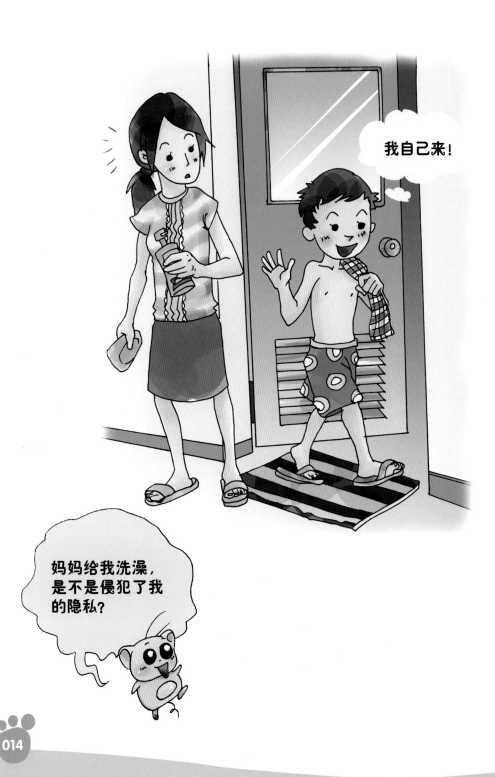

我自己来!

妈妈给我洗澡，是不是侵犯了我的隐私？

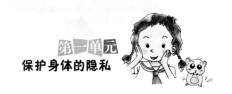

　　有时候，我们会暂时离开爸爸妈妈，和我们熟悉的成年人在一起。如果你单独和某个爸爸妈妈的朋友或你熟悉的人在一起时，要问自己三个问题：

　　1．爸爸妈妈知道我和他在一起吗？

　　2．他会伤害我吗？会不会侵犯我身体的隐私部位？

　　3．如果他要伤害我，有没有人可以帮助我？

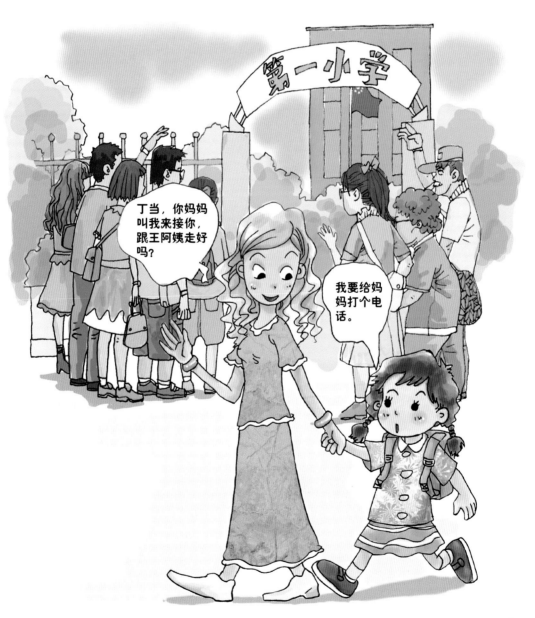

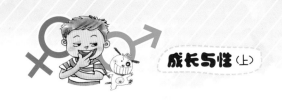
当然，只有极少数的人会对儿童进行性伤害。我们身边绝大多数的人，如父母、亲人、朋友和老师是爱我们的。父母和亲人、朋友在对我们表达他们的爱意时，会拥抱或亲吻我们，我们感觉非常愉快，这是好的接触。

如果有人和我们身体接触的时候，用手反复触摸我们身体的隐私，这是不好的接触，要立即想办法离开这个人，并将事情告诉爸爸妈妈。

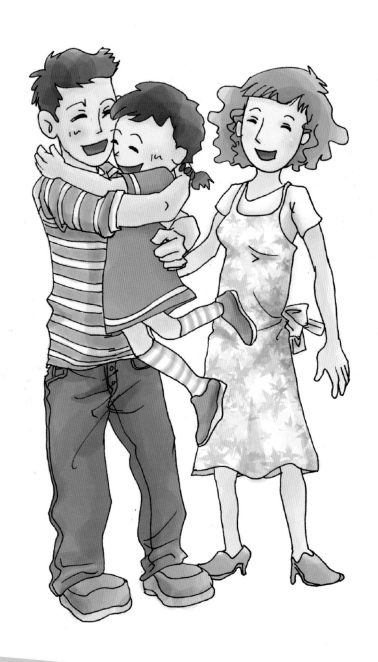

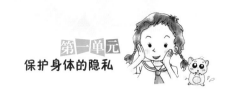

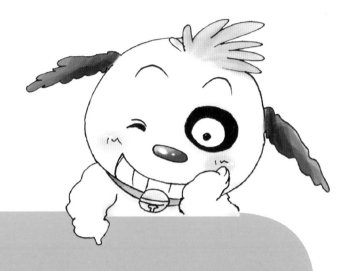

尊重别人身体隐私

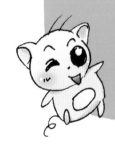

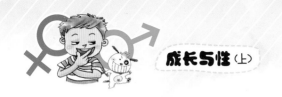

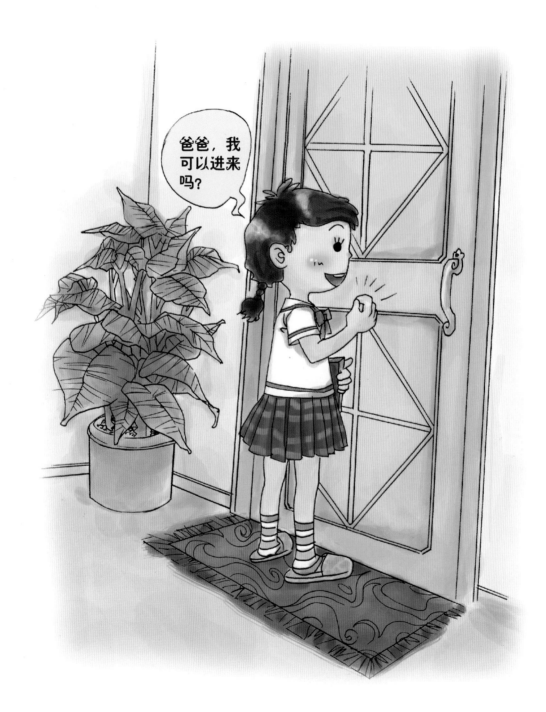

我们不仅要保护好自己身体的隐私，还要学会尊重他人身体的隐私。

进入爸爸妈妈或其他人的房间要敲门，经他们同意后才能进入。

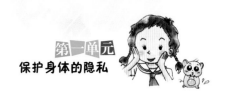

不要用带生殖器官名称的语言辱骂别人，因为这种行为不仅不尊重别人，还不尊重你自己。

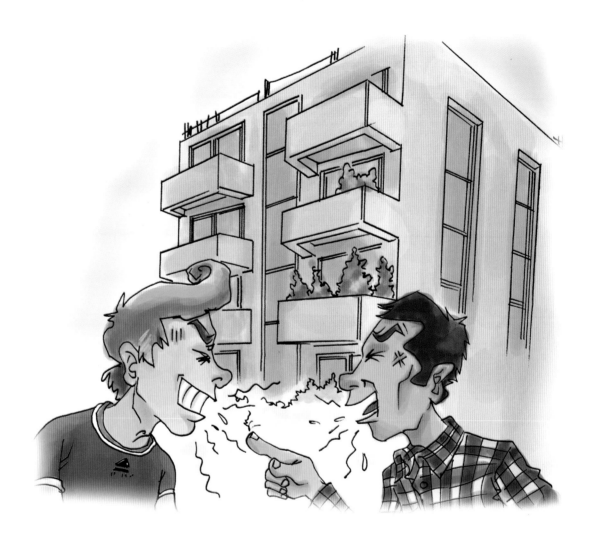

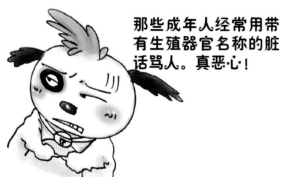

那些成年人经常用带有生殖器官名称的脏话骂人。真恶心！

不要偷看别人的隐私部位。

不要故意进入异性的卫生间。

不要故意去摸别人的隐私部位。

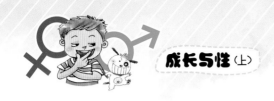

和爸爸妈妈一起做：

　　用你认为合适的颜色，将图中人体的隐私部位涂上颜色。

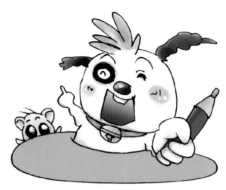

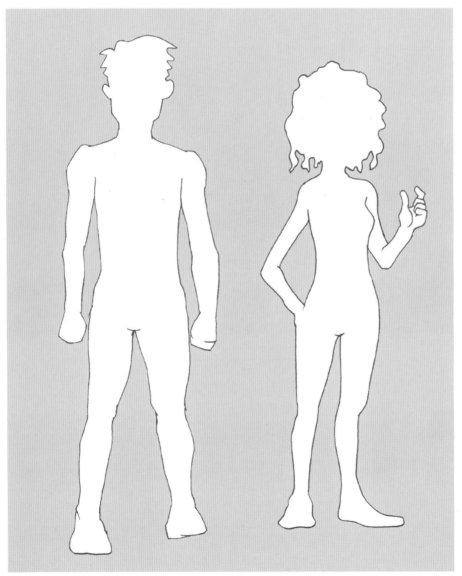

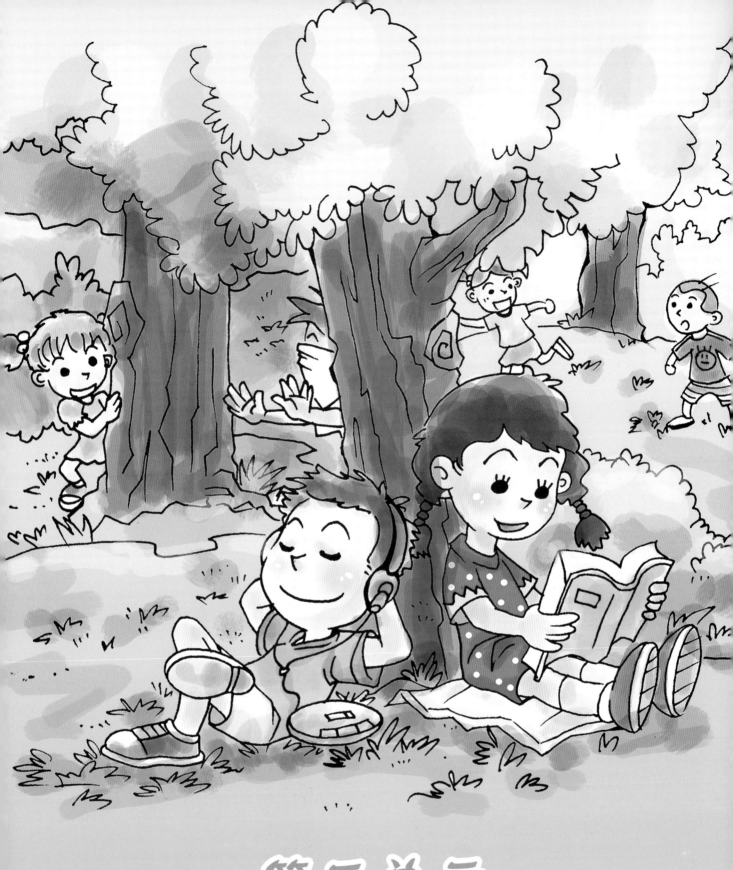

第二单元
男孩女孩不一样

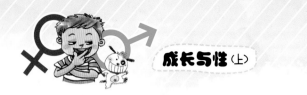

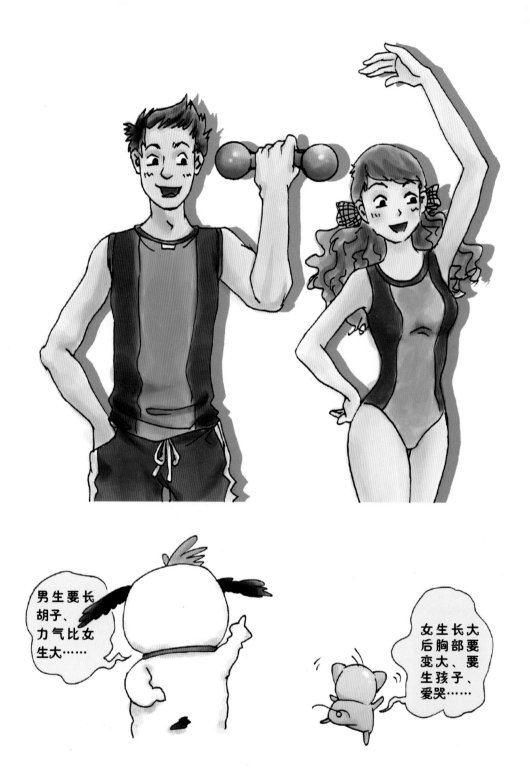

男生要长
胡子、
力气比女
生大……

女生长大
后胸部要
变大、要
生孩子、
爱哭……

　　男孩、女孩有许多不一样的地方，波比和丘丘说了一些，你还知道有什么不同吗？

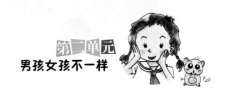
在幼儿园里，男生和女生在一个卫生间里解手，你们会奇怪，为什么男生可以站着小便，女生只能蹲着小便。你们还会发现，男孩和女孩的生殖器官不一样。

在幼儿园里，5岁前男孩女孩可以共用卫生间，满足儿童对异性身体的好奇。5岁后男孩女孩分开使用卫生间，有利于培养孩子保护隐私的观念和儿童的性别意识。

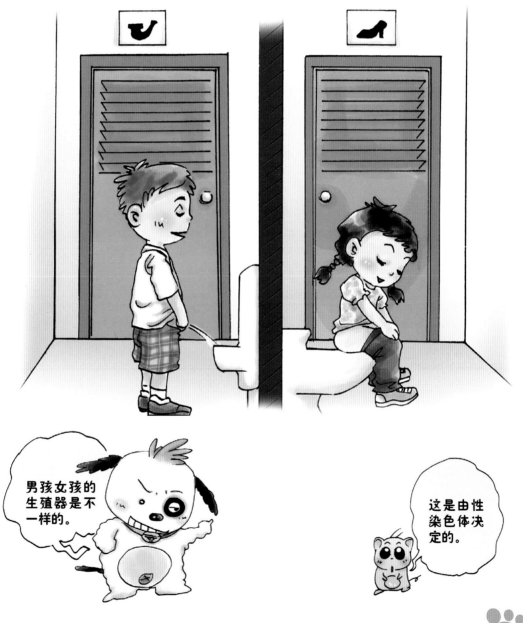

男孩女孩的生殖器是不一样的。

这是由性染色体决定的。

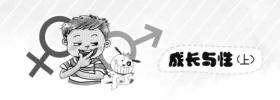

当你刚出生时，我们能够通过看生殖器来判断你是男孩还是女孩，这是因为人体内有决定你是男孩或女孩的染色体。这个染色体叫性染色体。性染色体是决定人类性别的染色体。

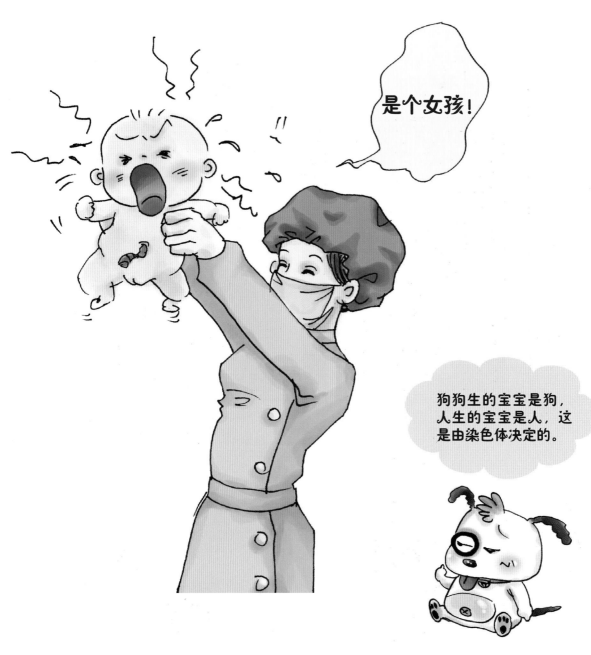

是个女孩！

狗狗生的宝宝是狗，人生的宝宝是人，这是由染色体决定的。

生殖器官是人类创造生命的器官。"生"是指生命，"殖"是指繁衍。没有这个器官，人就不能够生孩子，人类的生命就不能够延续，也就不会有今天的我们了。

生殖器官和我们的眼睛、鼻子、耳朵一样，在我们的身体上起着重要的作用，就让我们来了解一下这个器官吧。

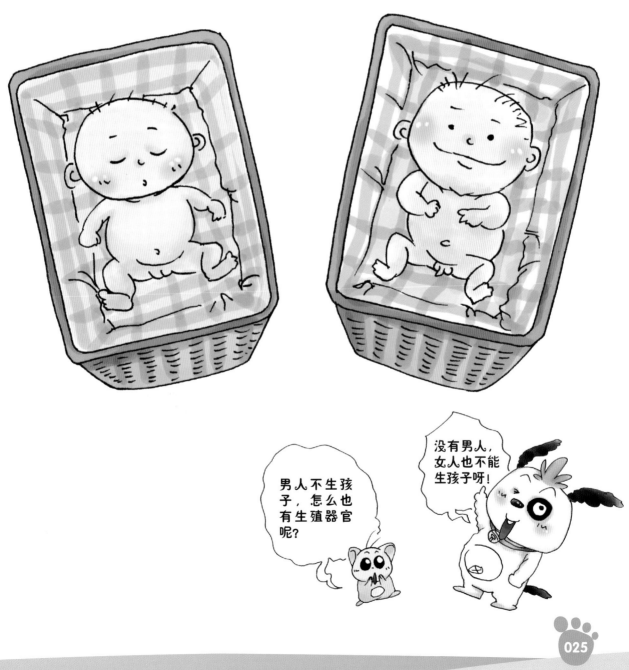

男人不生孩子，怎么也有生殖器官呢？

没有男人，女人也不能生孩子呀！

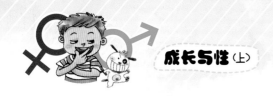

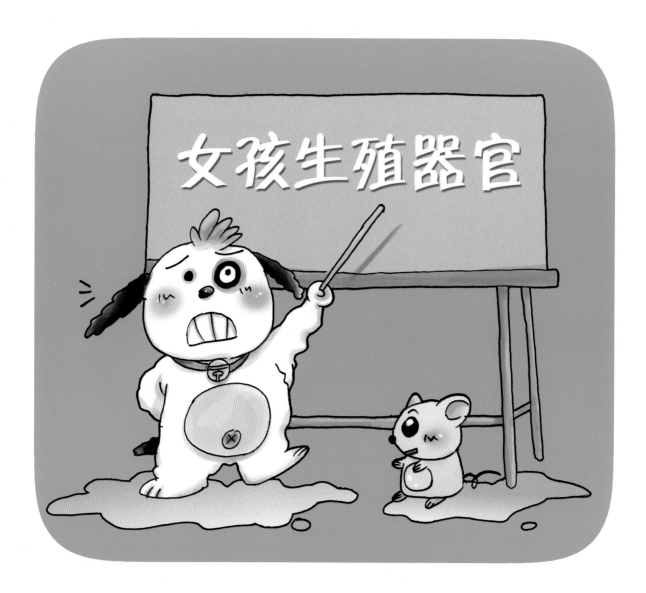

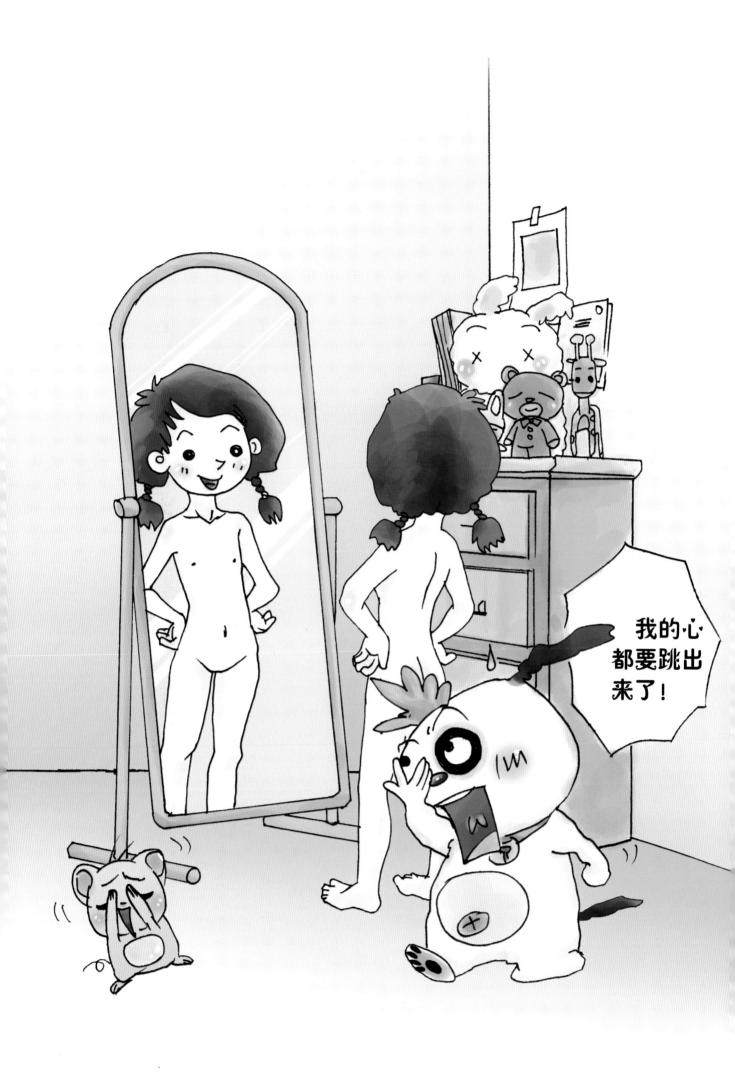

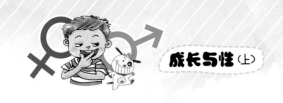

　　女孩的外生殖器官有大阴唇、小阴唇、阴道口等。这个部位我们称为阴部。

　　阴道口是阴道通向体外的出口，也是人类生命的通道，是女孩长大后做妈妈的重要器官。阴道口虽然很小，可它有弹性，婴儿能够从这里出生，来到这个世界。

　　尿道口是女孩解小便的，它不是生殖器官。

　　阴道口和尿道口非常重要。它们直接通向身体的内部，大阴唇和小阴唇将阴道口和尿道口保护起来，防止致病菌对它们的侵害。

　　肛门是解大便的地方，它不是生殖器官，但它与生殖器官的卫生和健康密切相关。

　　大便带有很多致病菌，比如霉菌、大肠杆菌等。阴道口和尿道口离肛门很近，如果女孩大便后擦拭的方法不正确，非常容易引起生殖器官的疾病。

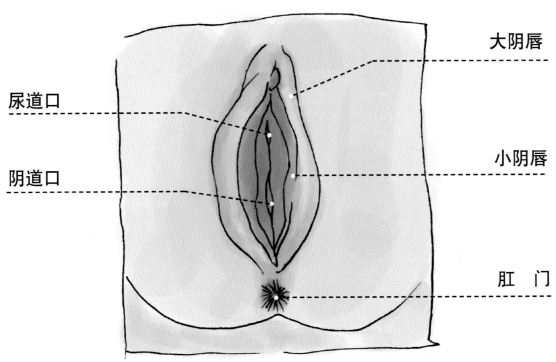

　　生殖器官对我们的身体来说，是非常重要的一个器官，要保护好生殖器官不受病菌的侵害，应该注意以下几点：

　　第一　　女孩每天晚上睡觉前要用温水洗干净阴部，最好是用淋浴的方式清洁阴部。如果用盆浴，要先洗尿道口和阴道口，后洗肛门，这样不容易将肛门处的致病菌带到尿道口和阴道口。清洁阴部前，先要将手洗干净。

　　第二　　女孩大便后用纸擦拭肛门时，应该从前往后擦拭，或从侧面擦拭，不要从后往前擦拭。知道为什么吗？

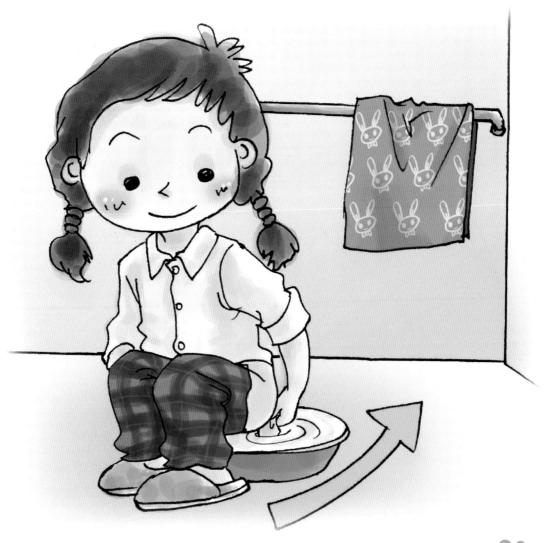

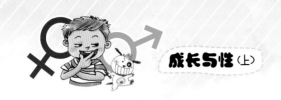

第三　不要用手经常触摸生殖器官。如果要触摸生殖器官，必须将手洗干净，否则会将手上的致病菌带到生殖器，引起疾病。

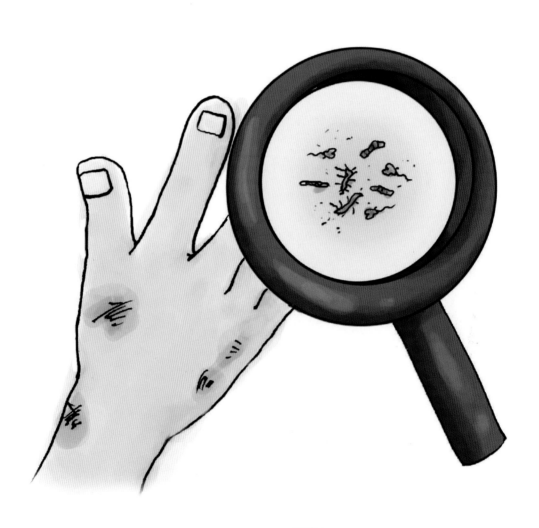

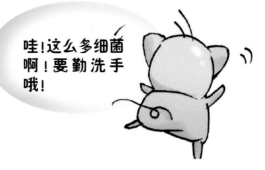

哇！这么多细菌啊！要勤洗手哦！

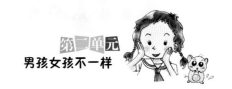

第四　勤换内衣内裤。女孩和男孩应该每天换洗内裤，换下的内裤要自己用手洗干净，不要将内裤和其他衣物混在一起用洗衣机洗，也不要将内裤与袜子放在一个盆里洗。洗干净后的内裤要晾在通风或有阳光的地方。

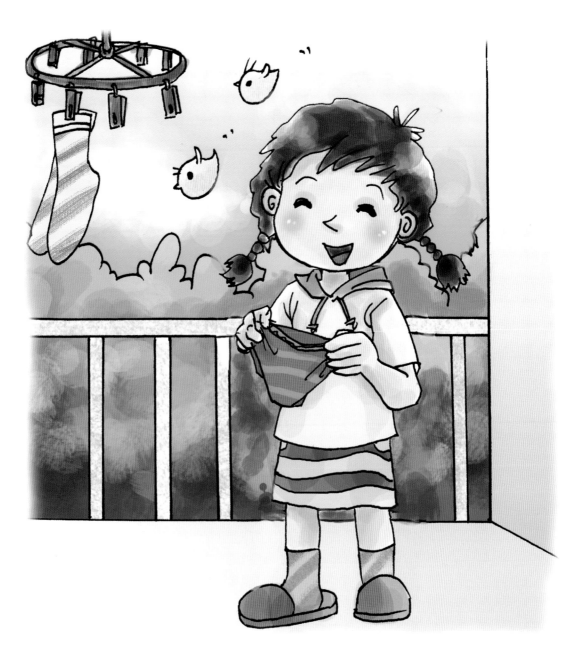

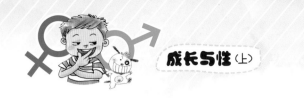

第五　当你要找地方坐下的时候，一定要看看有没有坚硬的东西，比如钉子、石块等，避免坐下时伤到你的生殖器官。

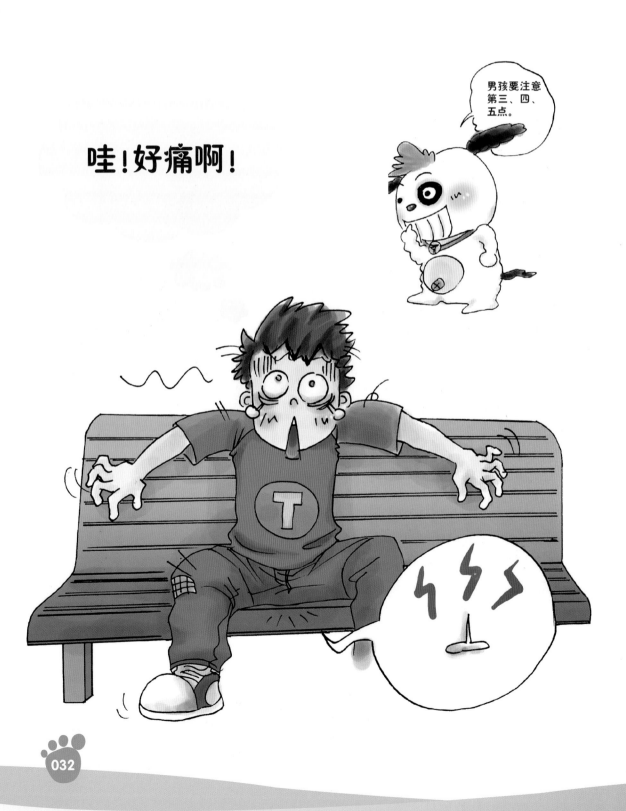

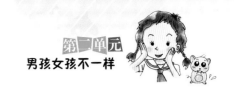

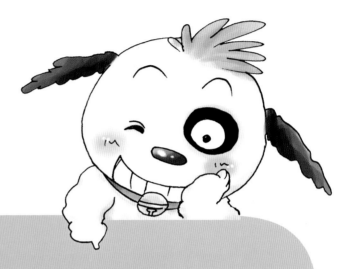

男孩生殖器官

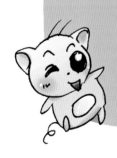

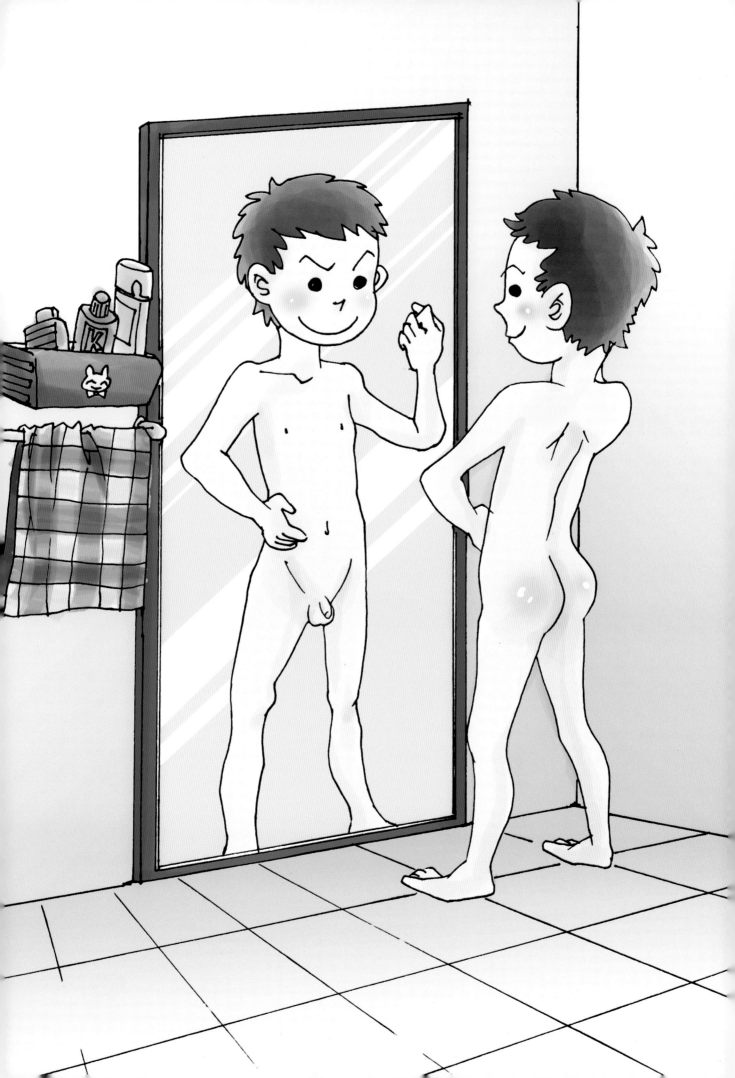

男孩外生殖器官有阴茎、龟头、阴囊等。包住龟头的皮肤叫包皮。

尿道口是男孩解小便的地方。

在龟头的上端有一个环绕龟头的冠状沟，一些尿液和分泌物会沉积在冠状沟里，形成尿垢。尿垢是致病菌最好的滋生场所，这些致病菌会引起尿道口和龟头产生不适，表现为发红、发痒、发痛。不认真清洗生殖器的孩子经常会出现这种情况。

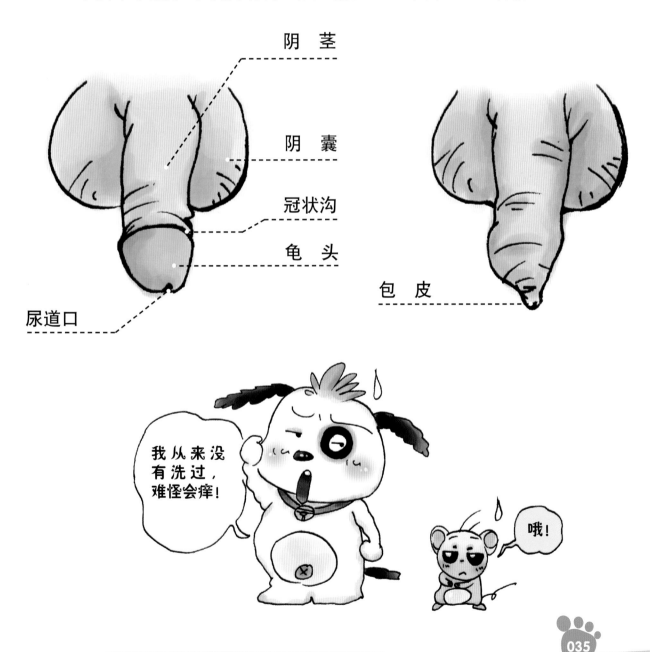

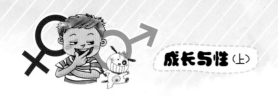

有的男孩包皮太紧，无法将包皮翻起显露出完整的龟头，医学上称为包茎。有包茎的孩子不能将尿垢清洗干净，所以会出现尿道口和龟头发红、发痒、发痛的情况。

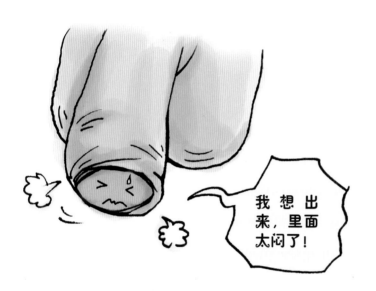

我想出来，里面太闷了！

男孩洗澡时要把包皮完全翻起来，将冠状沟处以及龟头周围的尿垢洗干净。

如果有包茎的男孩，尽力上翻但不要强行将包皮上翻，那样会弄伤生殖器。

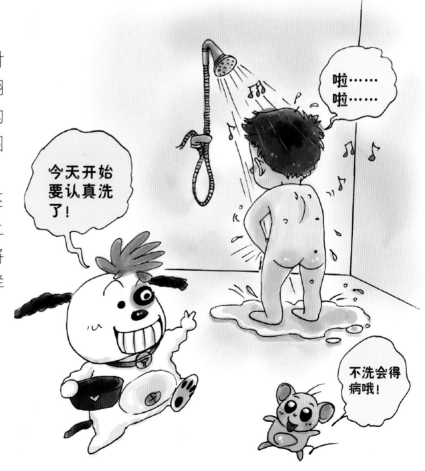

今天开始要认真洗了！

啦……啦……

不洗会得病哦！

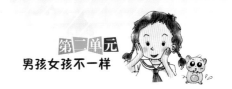

　　在阴茎软软的状态下测量包皮，从尿道口处一直到包皮的最前端，如果包皮的长度超过了1厘米，医学上就诊断为包皮太长。

　　包皮太长和有包茎的孩子，要到医院请医生检查治疗。也许医生会建议用手术的方法解决包皮的问题，不要害怕，包皮手术是一个小小的手术，切除包皮后，1～2个星期就完全恢复了，不会影响生殖器官的功能。有包茎的孩子最好在6岁以前治疗。

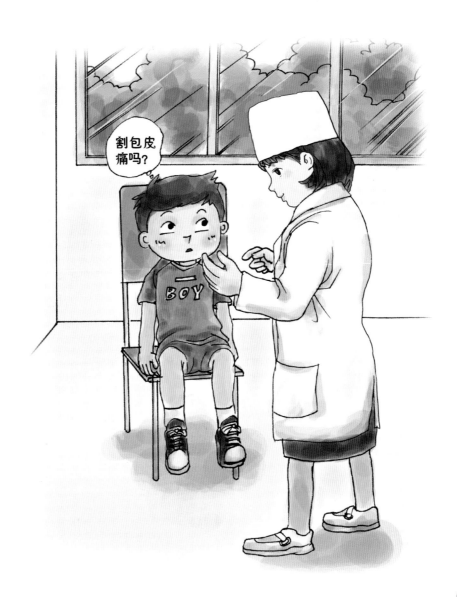

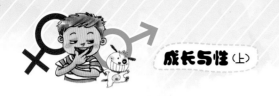

男孩生殖器官里有一个最重要的器官，叫睾丸，孩子们常叫它"蛋蛋"。睾丸在阴囊里，阴囊就是包住"蛋蛋"的"袋子"。正常男孩的阴囊里有两个睾丸，左右两边各一个。我们可以用手摸到阴囊里的睾丸。

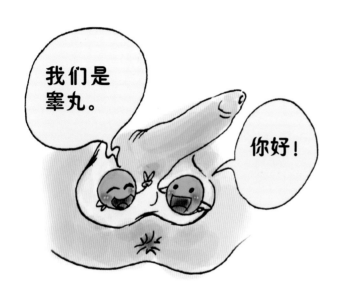

如果双侧睾丸都不在阴囊里或只有一个睾丸在阴囊里，在医学上叫隐睾。隐睾的孩子最好在1岁以前手术治疗。治疗时间最迟不要超过2岁。通过做手术，医生会把藏在肚子里的睾丸降到阴囊里。如果不治疗，三岁以后，藏在肚子里的睾丸就会渐渐失去功能。

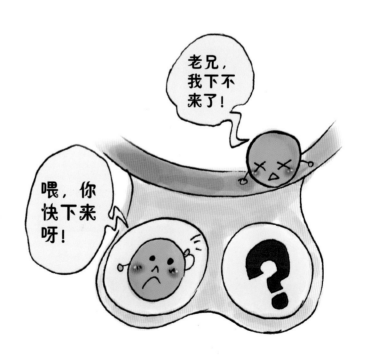

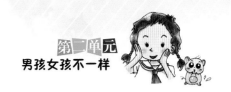

当男孩长到12岁左右时，睾丸会发挥两个作用。第一，睾丸要产生雄性激素，雄性激素会使男孩变得高大、强壮、有力量，会长出胡须、腿毛、喉结等，男孩就会变得像男人了。第二，睾丸要产生精子，精子是人类生命的种子。男人的精子进入女人身体，与女人的卵子结合，女人才会生出小宝宝。没有男人的精子，女人就不能够生孩子。

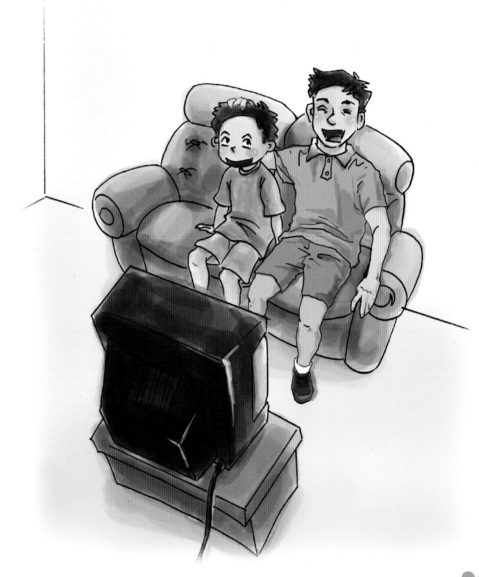

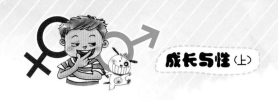

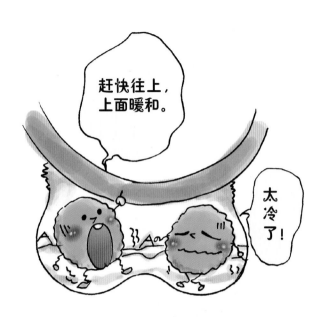

睾丸是男孩生殖器官中一对很"娇气"的宝贝哦！它们既怕冷又怕热，靠阴囊的收紧和放松来调节温度。

男孩在冷水里游泳时，睾丸感觉太冷，阴囊就会变紧，睾丸就会靠近腹部取暖。

夏天，睾丸会感觉太热，阴囊就会变松，使睾丸离腹部远一些，降低睾丸温度。

这种变化使睾丸的温度保持在34～35℃，这是睾丸感觉最舒服的温度。人体正常的温度为36～37℃，睾丸的温度要比人体正常的温度低1～2℃。

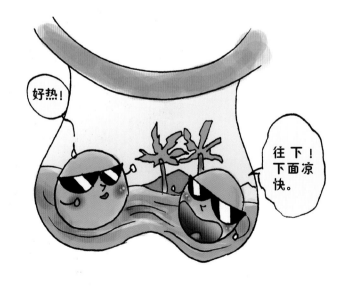

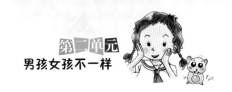

　　如果男孩的两个睾丸都被损伤，或者发生了病变，就可能失去生育功能，不能够有自己的亲生孩子。所以，男孩要保护好自己的睾丸。

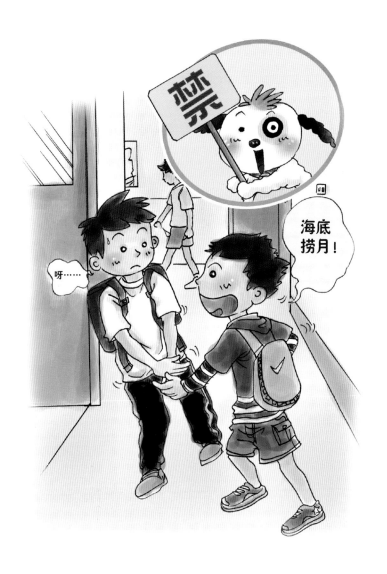

　　有些孩子平时玩耍时，故意用脚、用膝盖去踢或去顶别的男孩的睾丸部位，还有一些孩子故意用手去抓捏男孩的睾丸部位，这些都是很危险的动作。弄伤了睾丸是很难医治好的，如果睾丸破了，目前是没有办法治好的。如果你弄伤了别人的睾丸，你将要对他的一生负责。

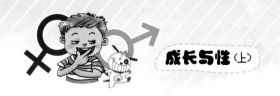

在玩耍或体育活动时，都要注意保护好自己的睾丸。

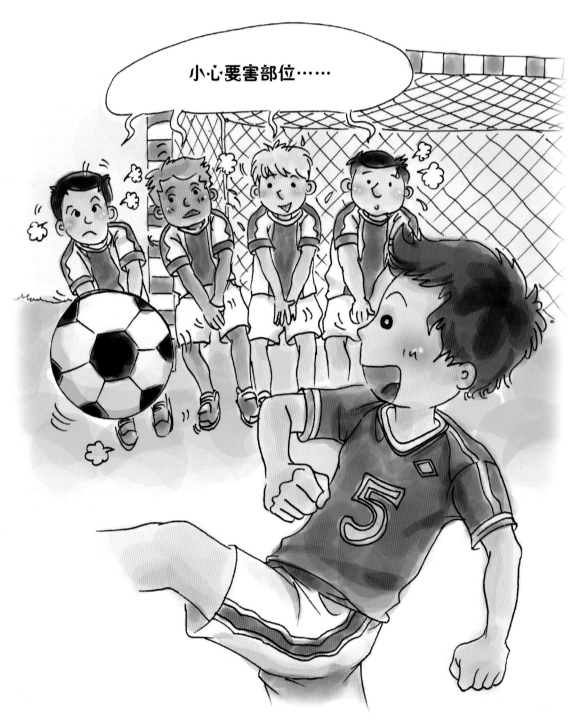

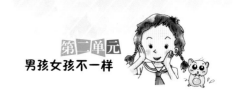

考考你：

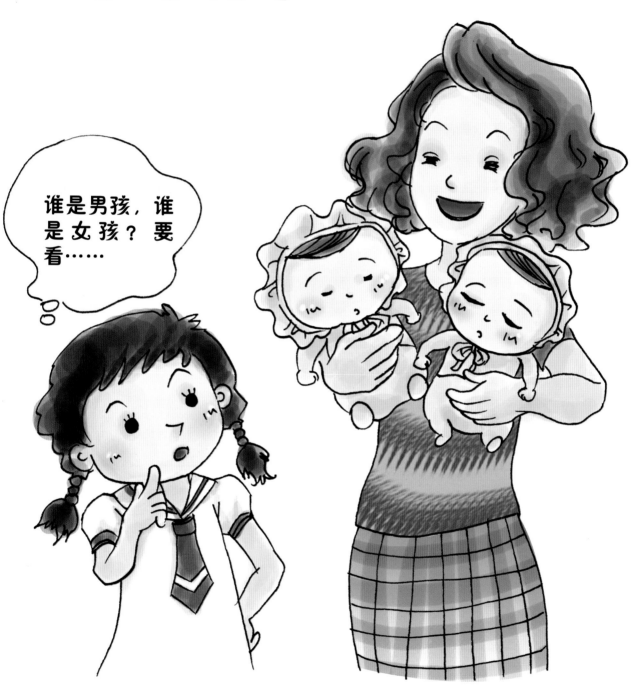

谁是男孩，谁是女孩？要看……

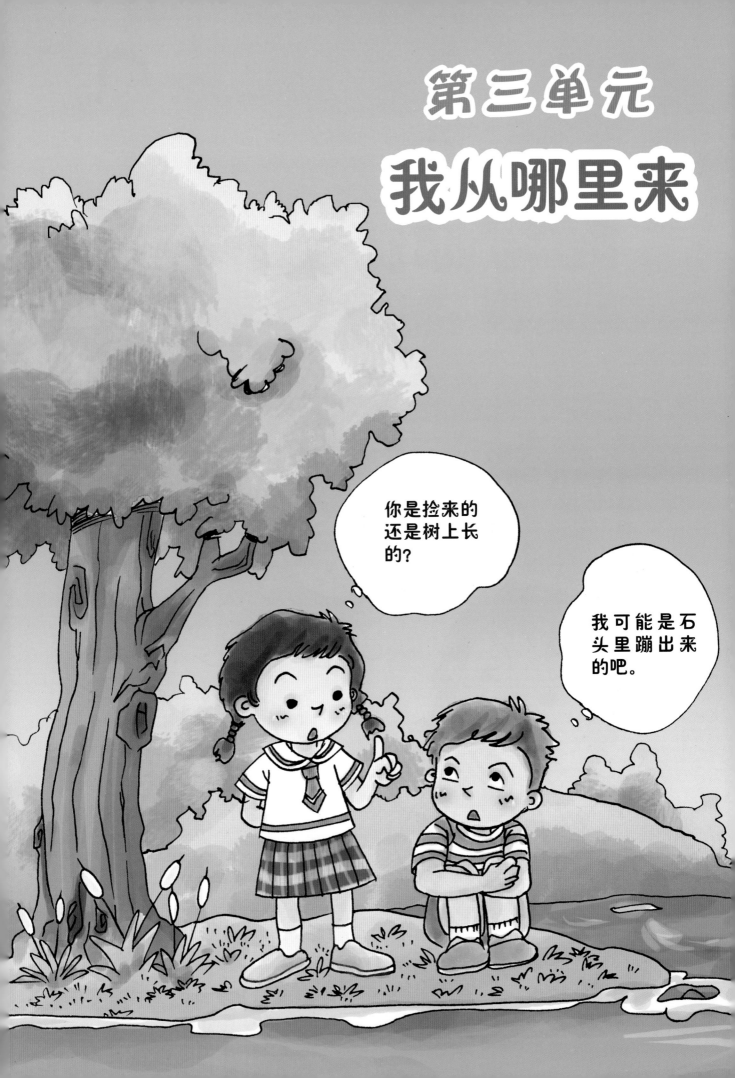

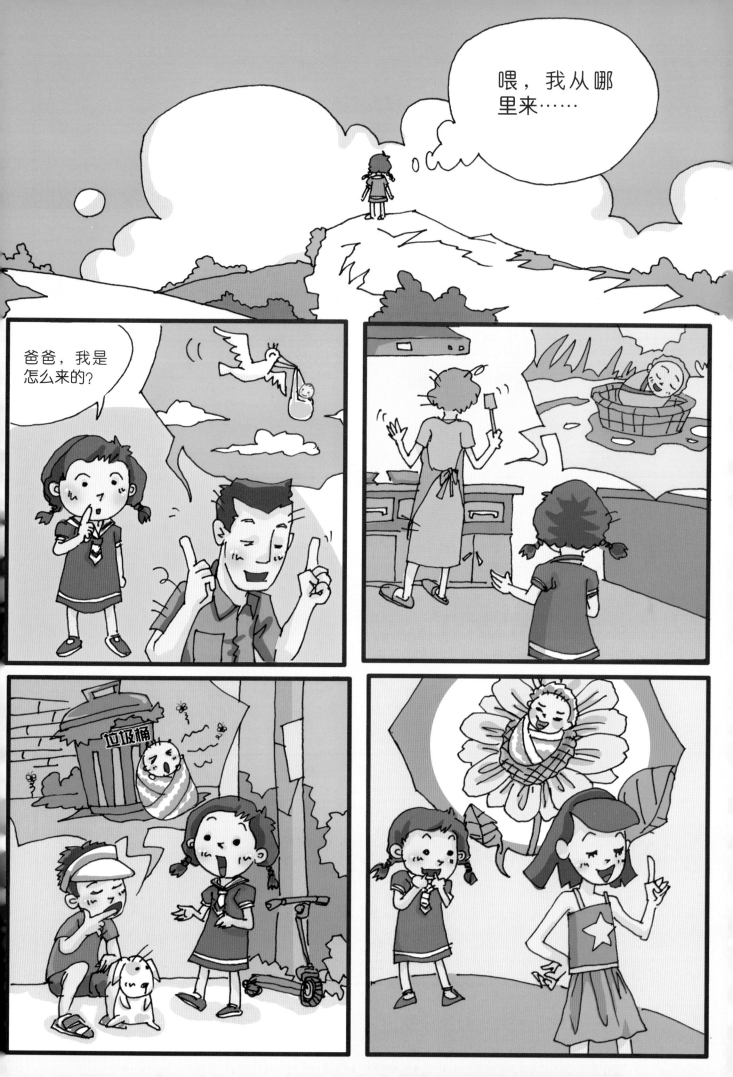

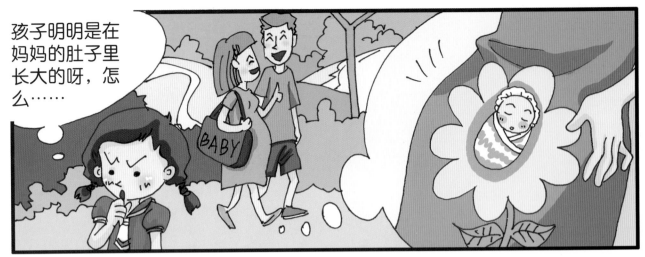

孩子明明是在妈妈的肚子里长大的呀，怎么……

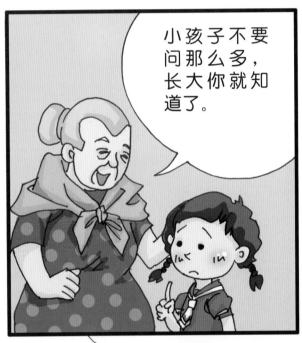

小孩子不要问那么多，长大你就知道了。

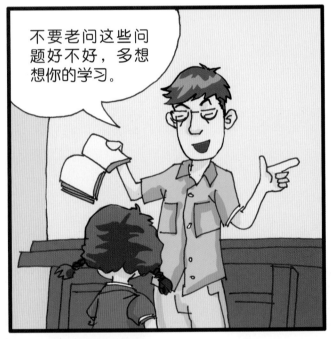

不要老问这些问题好不好，多想想你的学习。

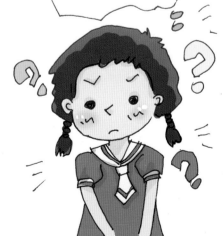

我只是想了解我的生命从哪里来，怎么就没人肯告诉我？

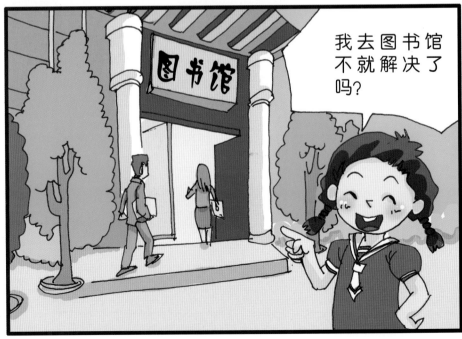

我去图书馆不就解决了吗？

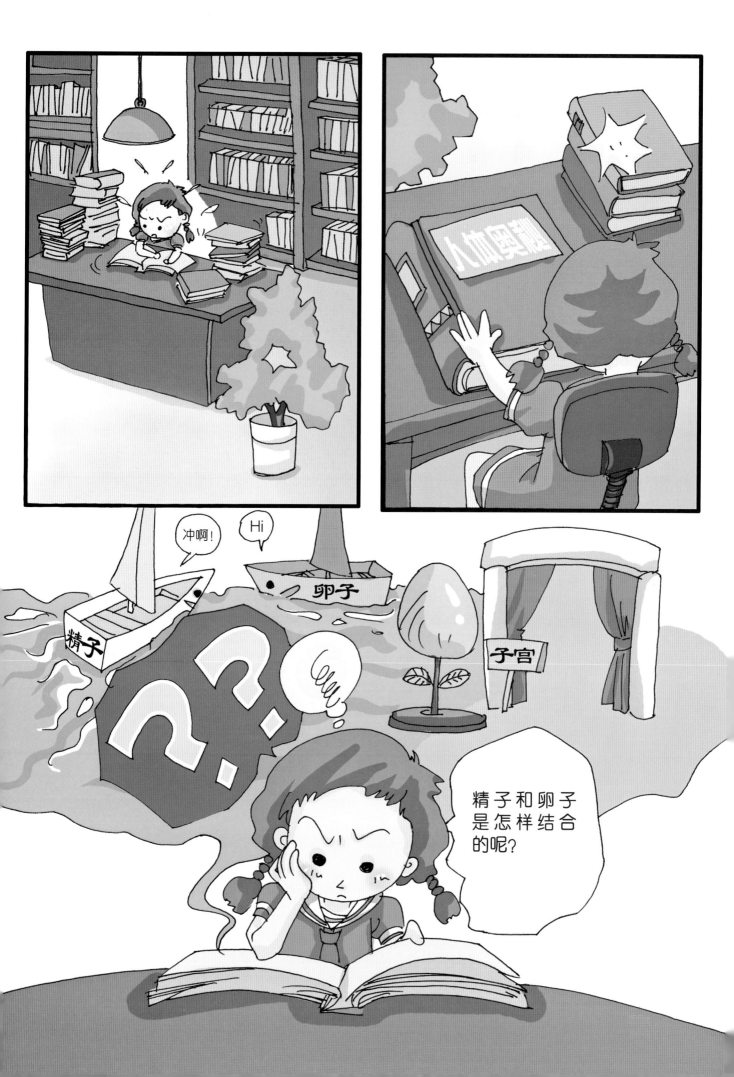

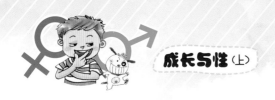

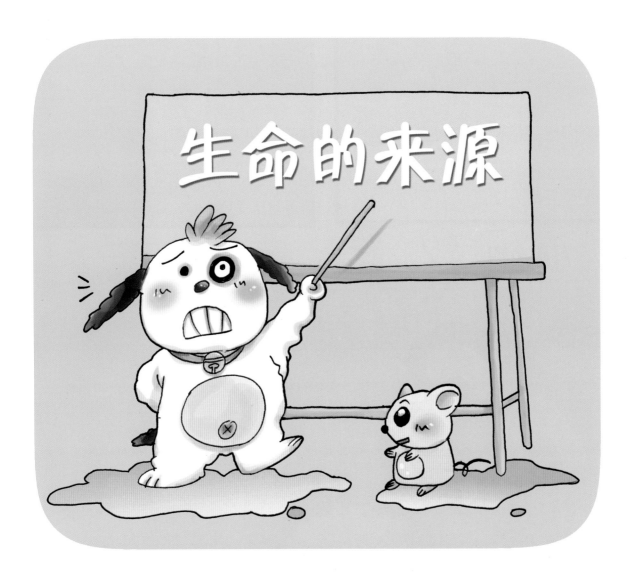

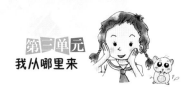

爸爸妈妈因为相互喜欢，他们恋爱、结婚。爸爸妈妈生活在一起后，妈妈会怀孕，生下孩子，爸爸妈妈和孩子组成了一个幸福的家庭。

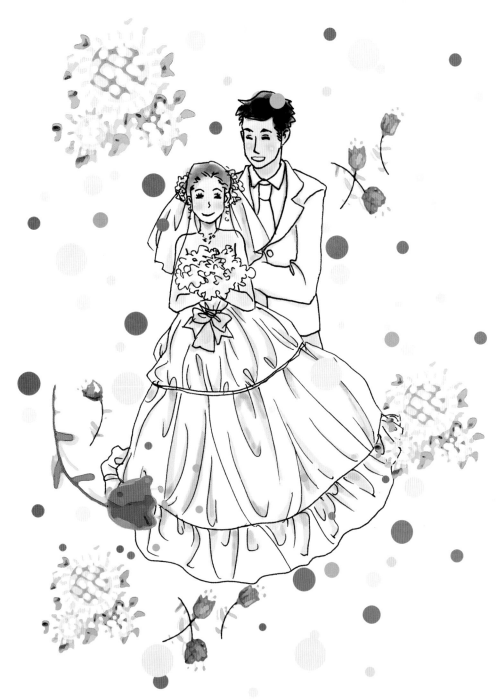

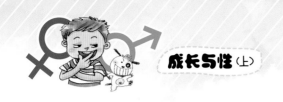

爸爸妈妈希望有一个自己的孩子，能够把他们的爱给予这个他们创造的新生命。爸爸和妈妈创造生命的器官（生殖器官）接触，爸爸便将生殖器官里的精子送进妈妈的身体里，与妈妈生殖器官里的卵子结合，形成新的生命。妈妈的肚子里就有了宝宝。

爸爸妈妈创造生命的过程是非常神圣和纯洁的，因此，我们的生命才显得如此尊贵。

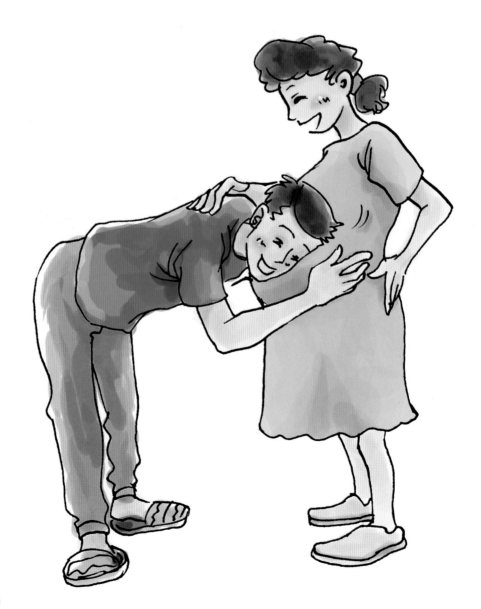

我们来看看，生命是怎样形成的吧！

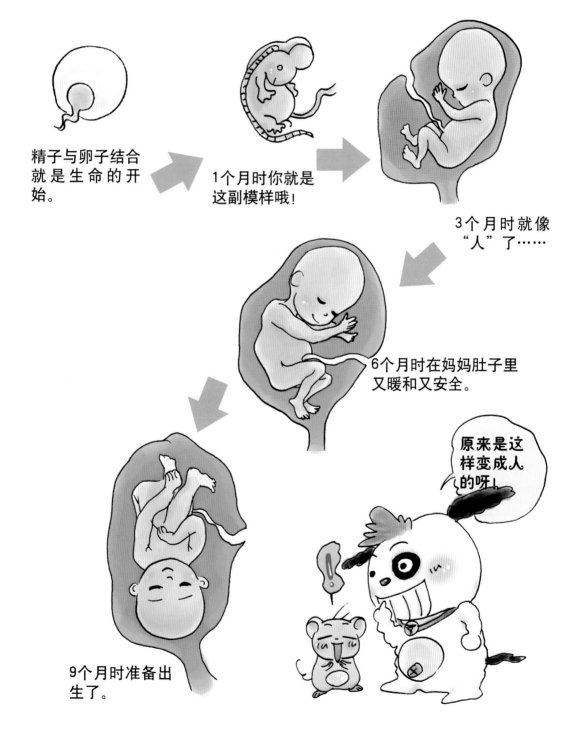

精子与卵子结合就是生命的开始。

1个月时你就是这副模样哦！

3个月时就像"人"了……

6个月时在妈妈肚子里又暖和又安全。

9个月时准备出生了。

原来是这样变成人的呀！

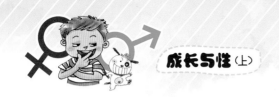

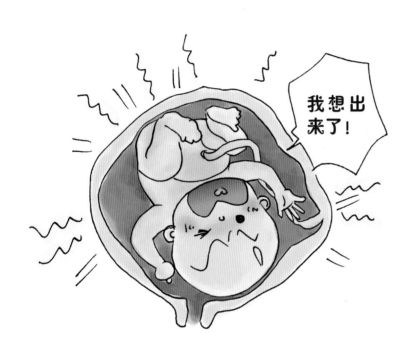

在妈妈的肚子里，你得呆上270天左右，到那个时候，你就觉得妈妈的肚子太小了，你也想出来看看外面的世界，想看看爸爸妈妈是什么模样。

在你出生前的一个月左右，你需要找到生命通道，用头对准生命通道后，你就做好了出生的准备。你发出"准备出发"的信号后，妈妈的肚子就开始有痛的感觉，爸爸赶快送妈妈到医院。

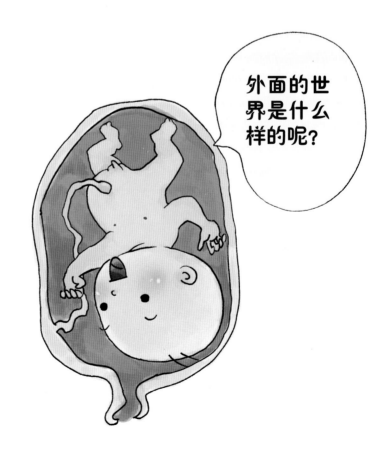

宝宝就要出生了，爸爸妈妈和医生护士一起努力，宝宝自己也要努力从生命通道出来。

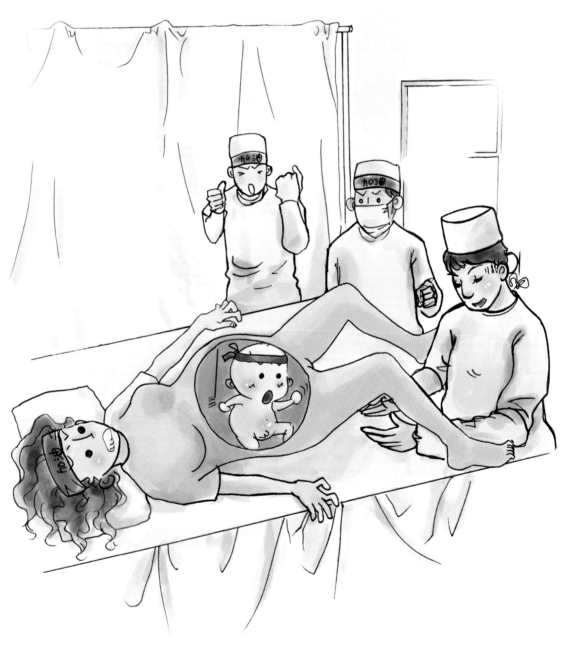

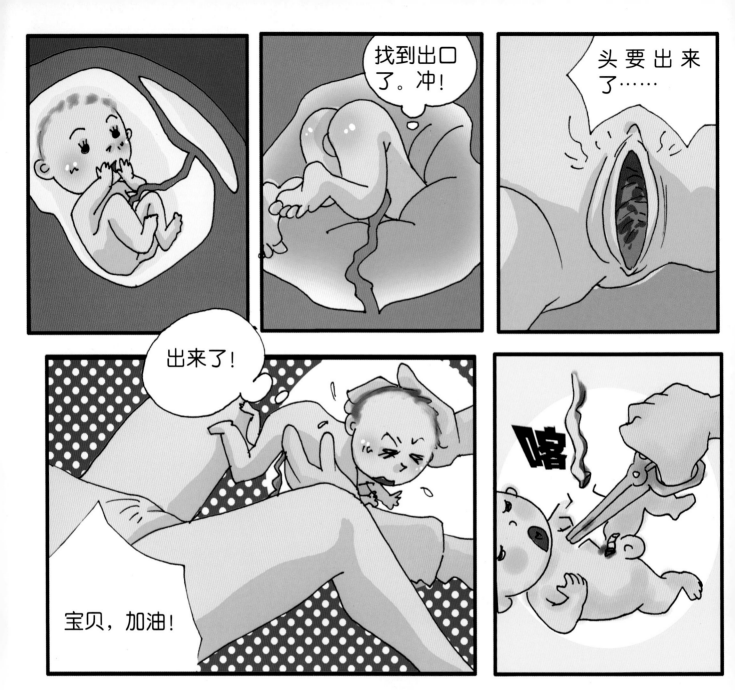

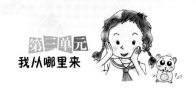

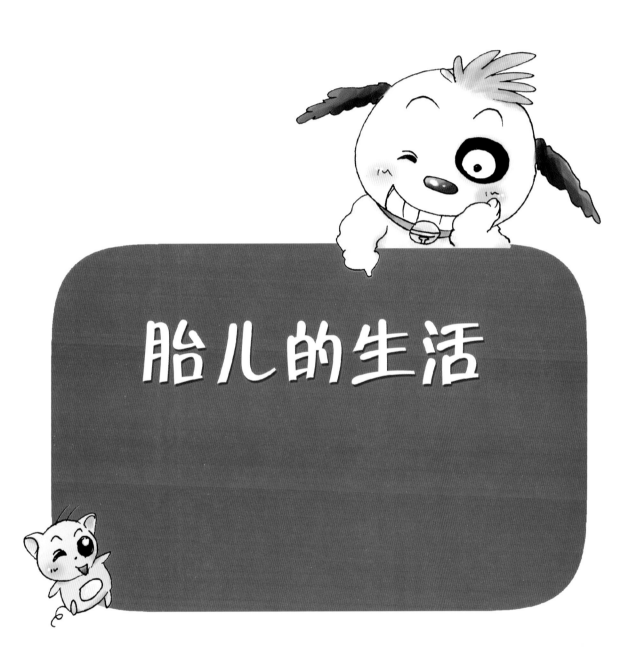

胎儿的生活

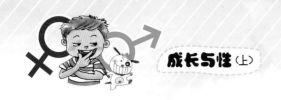
　　你在妈妈的肚子里时，住在一个叫子宫的地方，这个地方是胎儿的宫殿，可舒服啦。你不用张嘴吃东西，通过脐带，妈妈把营养物质从血管里输送给你，同时还把你身体里的废物带到妈妈自己的身体里，通过妈妈的大小便排出体外。运送营养和废物的是血液里的一些细胞。

　　脐带是你和妈妈血脉相连的纽带。出生后，医生会剪断脐带。因为脐带没有神经，所以你与妈妈不会感觉到疼痛。留在你身体上的一段脐带，在你出生后一个星期脱落。你的肚脐眼就是连接脐带的地方。

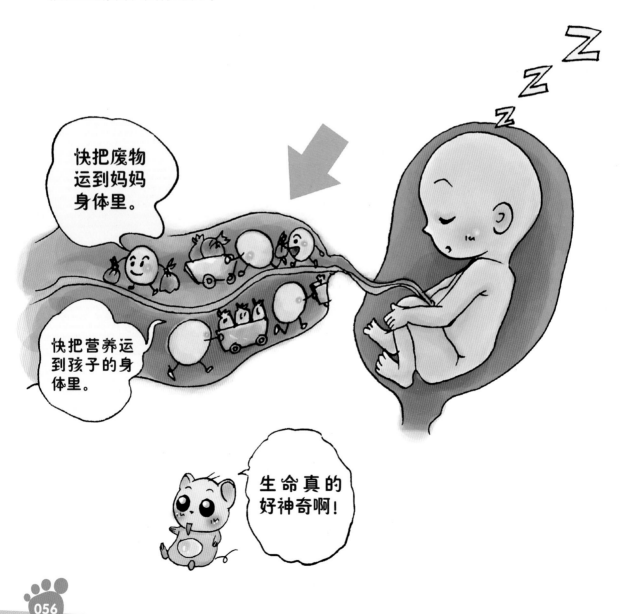

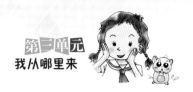

你想吃什么，就会给妈妈发出信号，妈妈也就想吃了。

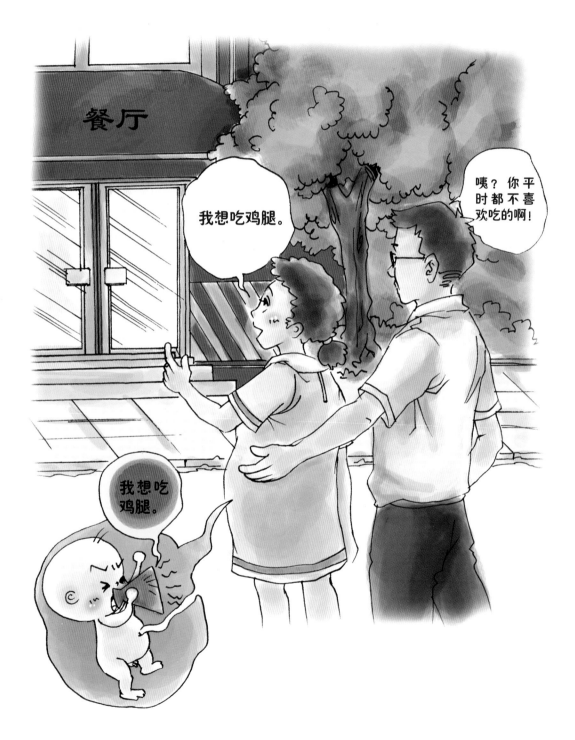

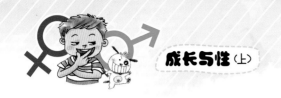

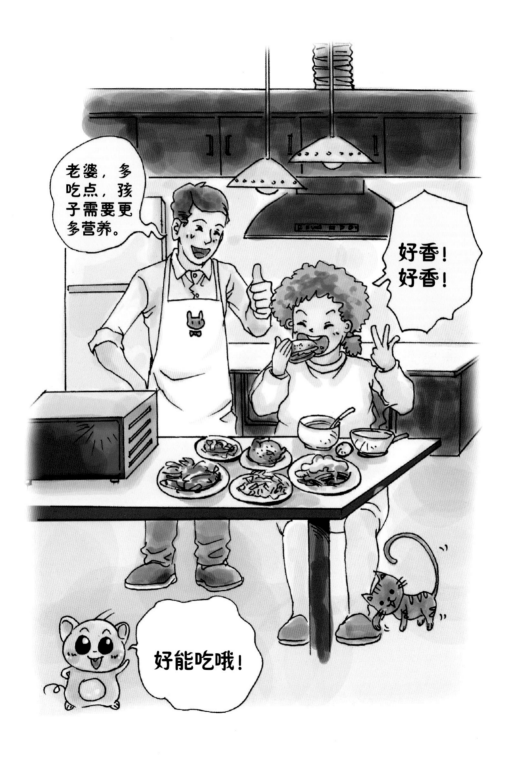

妈妈很辛苦哦，要吃你需要的食物，还要吃她自己需要的食物，还要帮你解大小便！

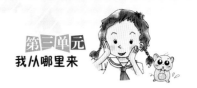

　　爸爸为了你能够健康地来到这个世界上，也要做许多事情。爸爸要努力工作挣钱，给妈妈买有营养的食物，准备你出生后的用品。还要关心妈妈的健康和心情，妈妈的心情好，宝宝才会健康。为了培养和你的感情，爸爸每天都要给你唱歌、讲故事。

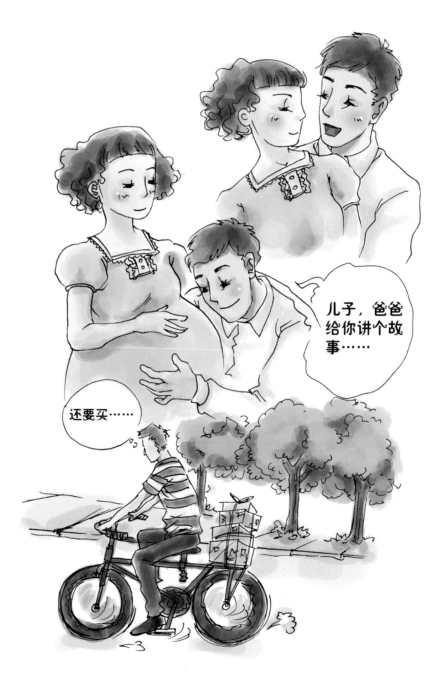

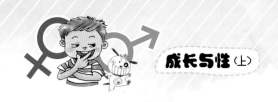

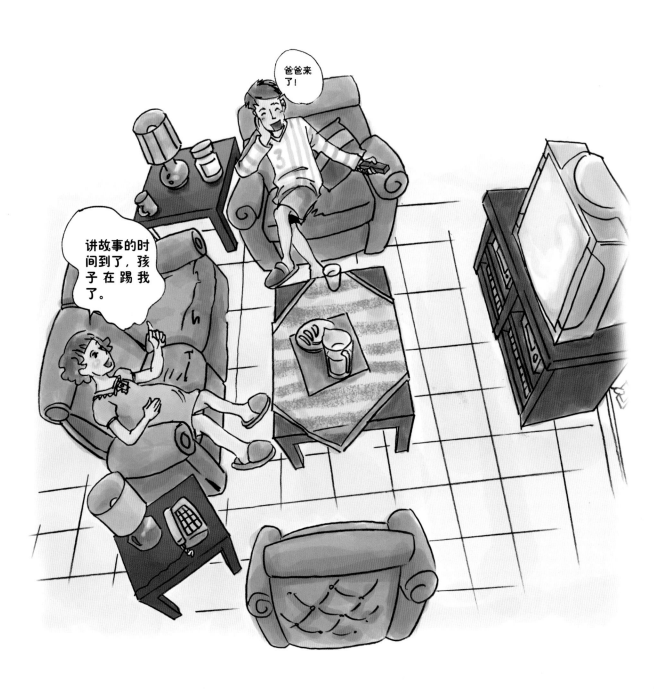

　　宝宝在妈妈肚子里时，虽然你听不懂爸爸妈妈在说什么，但是能够听到他们的声音。如果爸爸妈妈哪天不理睬宝宝，宝宝还会生气哦。

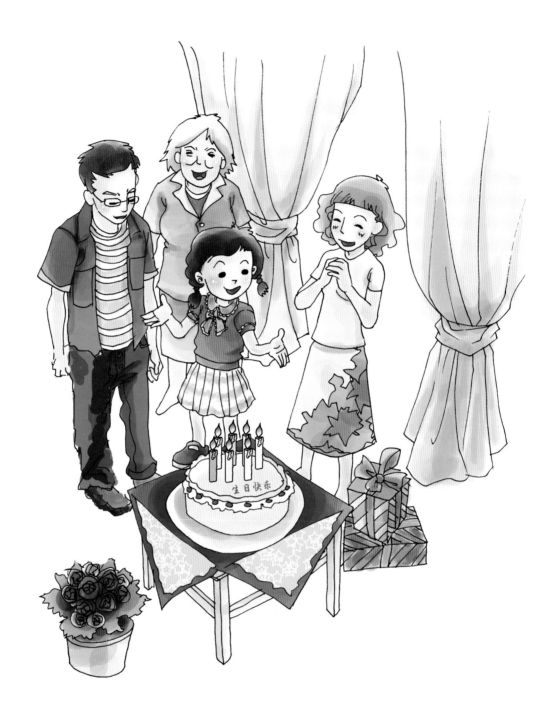

　　每一年，我们都会纪念我们出生的这一天，我们把这一天叫"生日"。在生日这一天，我们应该对爸爸妈妈表达感激之情，对他们说："谢谢你们给了我生命，我爱你们，也会珍惜我的生命！"

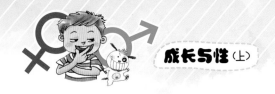

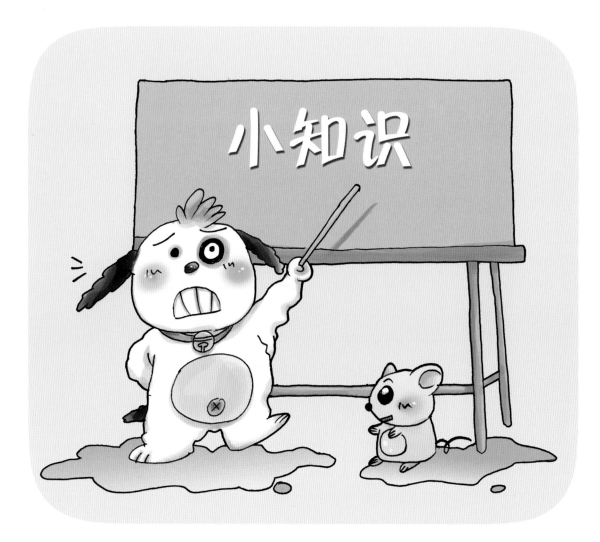

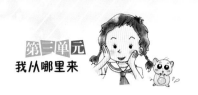

为什么我是男孩，她是女孩

　　我们的性别是由染色体决定的。爸爸的精子和妈妈的卵子各有一个性染色体。卵子所带的性染色体是X，而精子带的性染色体可能是X，也可能是Y。

　　当带有Y染色体的精子与卵子结合，你就是男孩。当带有X染色体的精子与卵子结合，你就是女孩。

　　有的人认为生男生女是由妈妈一个人决定的，这是错误的。科学证明：生男生女是由爸爸和妈妈共同决定的，但最重要的是精子所带的性染色体。

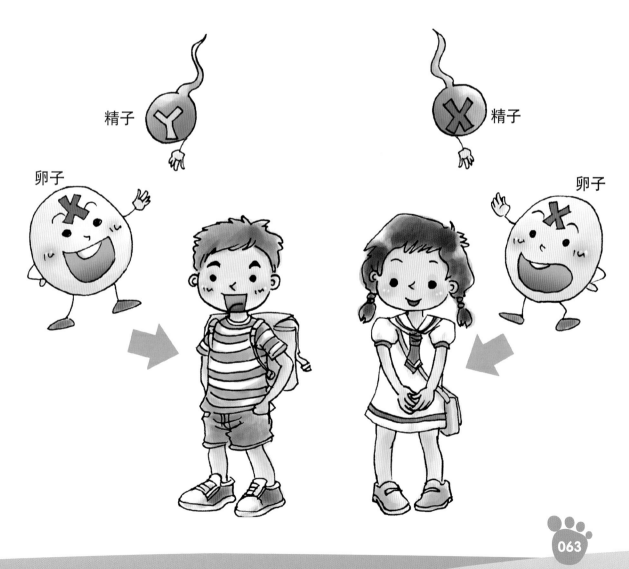

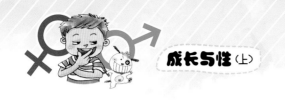

为什么我的眼睛长得像爸爸，鼻子长得像妈妈

　　因为你的生命一半来自爸爸，一半来自妈妈，所以决定你长相和性格的遗传物质既有来自爸爸的，也有来自妈妈的。因此，你有可能鼻子像爸爸，眼睛像妈妈，也有可能长相像爸爸，性格像妈妈。

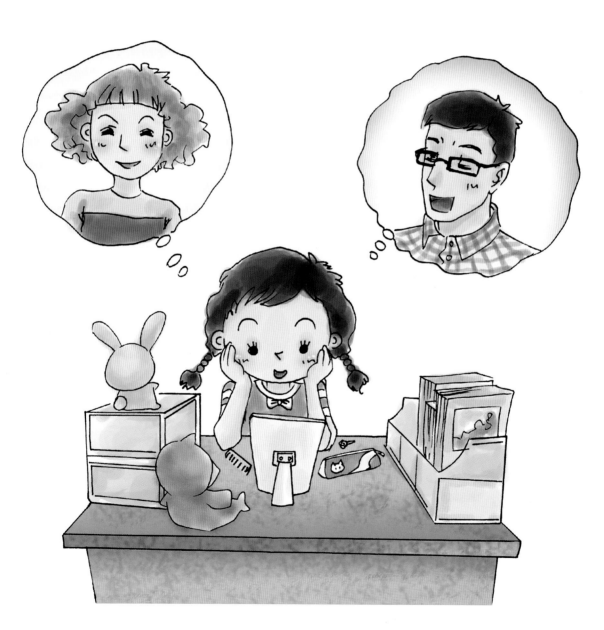

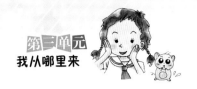

双胞胎是怎么回事

第一种情况：单卵双胎

　　爸爸的精子进入妈妈身体里后，和妈妈身体里的卵子结合，形成了一个受精卵。这个受精卵分裂成了两个胚胎，就发育成两个胎儿，这样就有了性别相同、长相相似的双胞胎。

　　如果这个受精卵分裂成了三个胚胎，就会成三胞胎哦！

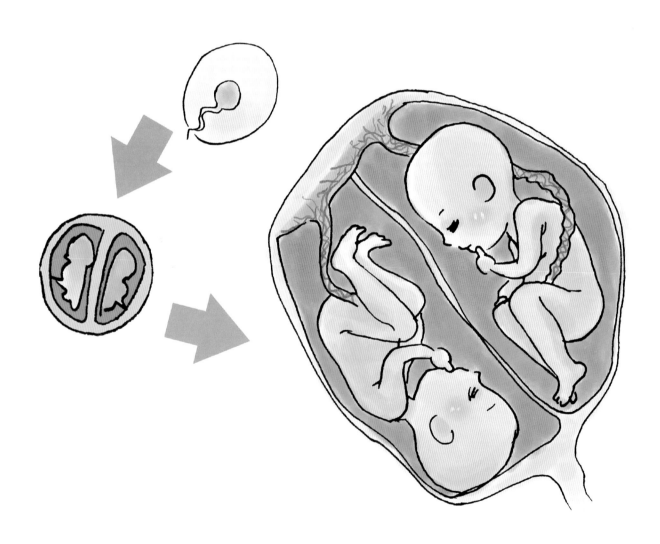

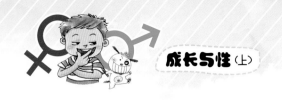

第二种情况：双卵双胎

如果爸爸的精子进入妈妈身体后，有两个精子与妈妈的两个卵子结合了，就形成了双胞胎，他们的性别可能相同，也可能不同，性别不同的又叫龙凤胎。无论性别是否相同，他们的长相都不如单卵双胎那么相似。

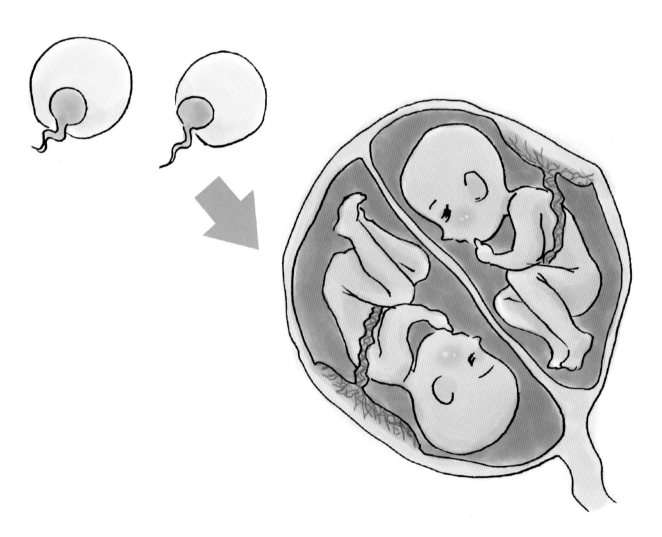

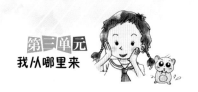

连体婴儿是怎么回事

　　双胞胎在发育过程中，由于受到一些因素的影响，两个胎儿的身体没有完全分开，生下来时身体就连在了一起。有的连体孩子可以通过医生手术分开，像正常人一样生活。有的连体孩子不能够用手术的方式分开，他们只好连在一起，生活一辈子。

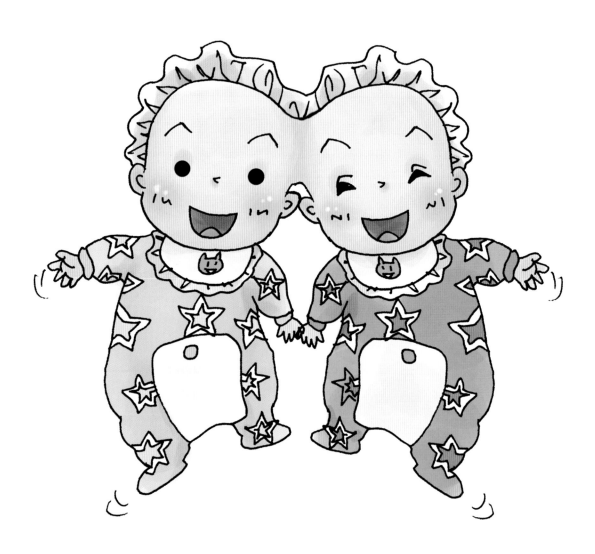

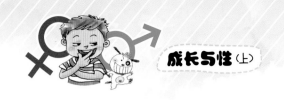

畸形儿是怎么回事

妈妈在怀孕的过程中，如果受疾病、药物、辐射、环境污染等多种因素的影响，胎儿在发育的过程中就会出现意外，形成了畸形。

目前，环境污染越来越严重，对胎儿的影响越来越突出。所以我们要爱护地球的环境，只有这样，人类和其他生物才能在地球上健康地繁衍生息。

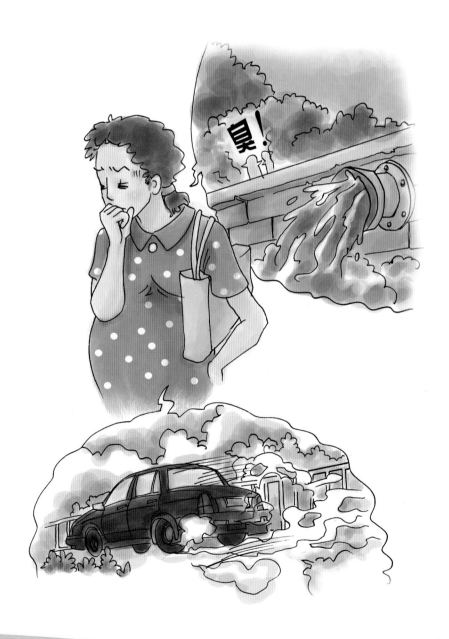

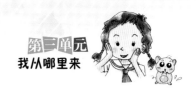

剖宫产是怎么回事

剖宫产就是医生在妈妈的肚子上切开一个口，把宝宝取出来，然后把妈妈的伤口进行医学处理。剖宫产后，妈妈的伤口会长好，但会留下疤痕。

剖宫产有两种情况。第一类原因是宝宝的头没有对准生命通道，宝宝不能够从生命通道顺利出来，需要医生对妈妈进行剖宫产，才能够保证妈妈顺利生下孩子。第二种情况是宝宝的头对准了生命通道，由于妈妈的健康问题，不能够支持到宝宝从生命通道顺利生出来，为了保证宝宝和妈妈的生命安全，医生要对妈妈进行剖宫产。

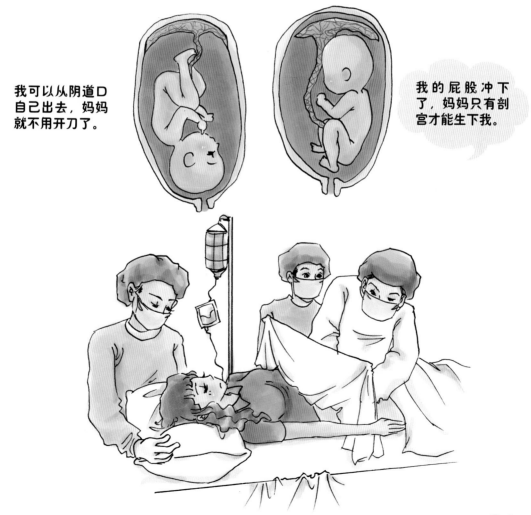

我可以从阴道口自己出去，妈妈就不用开刀了。

我的屁股冲下了，妈妈只有剖宫才能生下我。

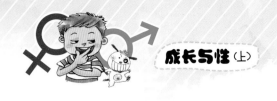

做一做：

　　学习了这一课，想对爸爸妈妈说点什么呢，给他们写一封信，做一张卡片，或亲口告诉他们，对他们表达你的爱和感激，感谢他们给了你生命，感谢他们为你所做的一切。

我就是奇迹

爸爸和妈妈相遇是个奇迹，
爸爸和妈妈相爱是个奇迹，
爸爸和妈妈结婚是个奇迹，
精子和卵子相遇才有了生命，
　我就是生命的奇迹，
生命是宇宙中最伟大的奇迹!

—— 武雄写于8岁生日

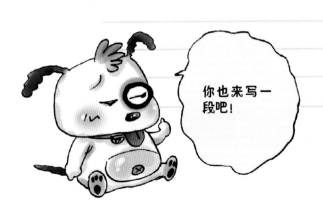

你也来写一段吧!

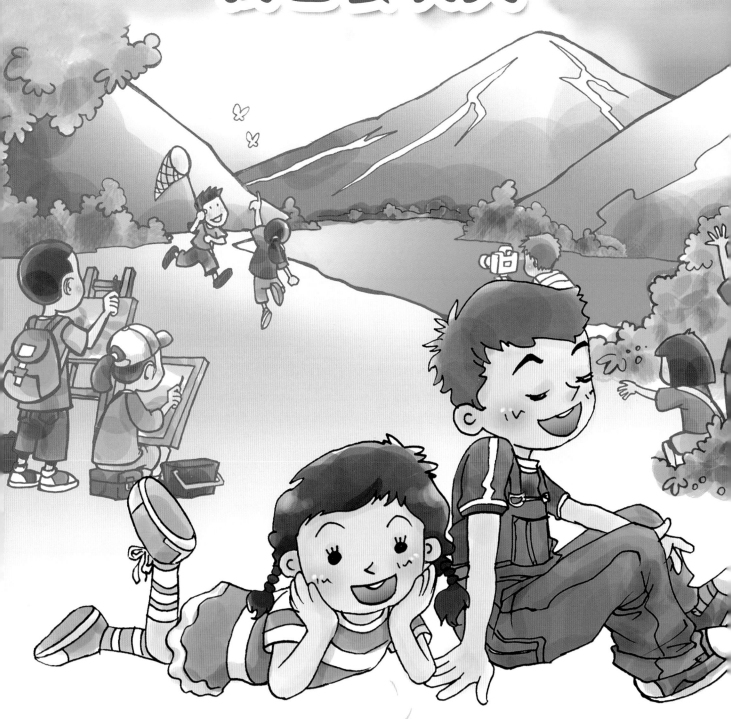

第四单元
我也会长大

小孩是妈妈生的，那些大人又是怎么来的呢？

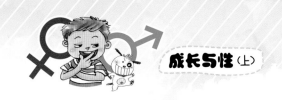

每一个生命都是从我们眼睛看不见的细胞慢慢长大的。当你从妈妈肚子里生出来时，你的体重大约有3千克，身长大约有50厘米。你的每一次生日，就是你长大一岁的记录，随着年龄的增加，你的身高和体重也要增加。小孩慢慢长大，就成大人了。

孩子刚出生时，没有牙齿，只有喝妈妈的奶或牛奶。妈妈的奶是世界上最好的食品，宝宝吃了妈妈的奶健康又聪明。

妈妈的奶是从妈妈的乳房里分泌出来的。

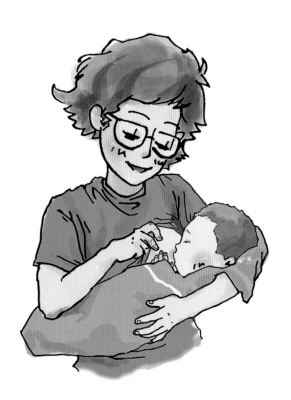

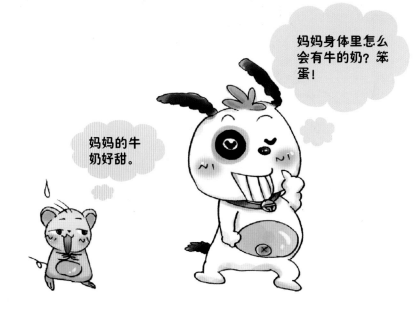

妈妈身体里怎么会有牛的奶？笨蛋！

妈妈的牛奶好甜。

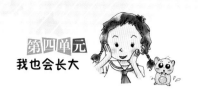

  从牛的乳房里挤出来的奶我们称为牛奶。牛奶也有丰富的营养。如果妈妈的乳房里没有奶，孩子可以喝牛奶。

  妈妈的奶水里含有一种叫"抗体"的东西，可以帮助小宝宝抵抗细菌或者病毒的侵害。世界上许多国家都提倡用母乳喂养婴儿。

  女孩的乳房，一般在11～12岁时开始发育，为今后当妈妈做好准备。所以，女孩从小要保护好自己的乳房。

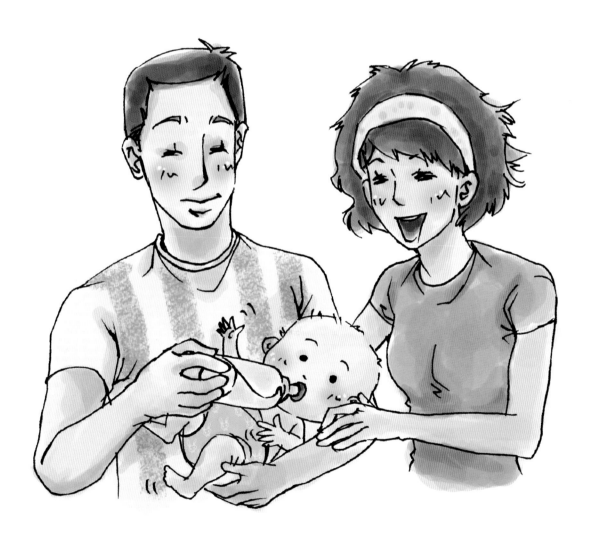

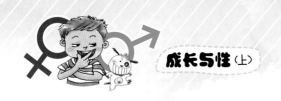
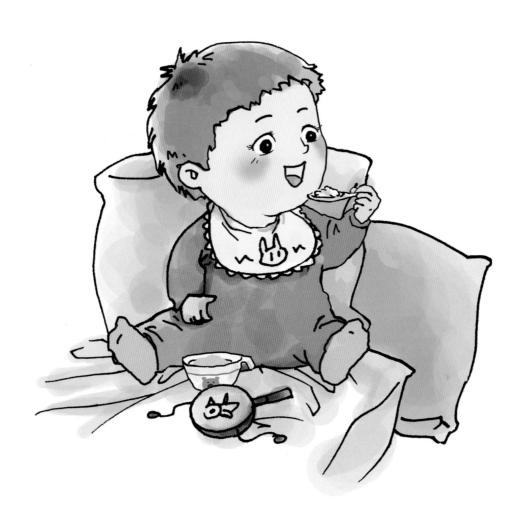

　　宝宝吃妈妈的奶可以吃到一岁左右。这时妈妈的奶已经不能满足宝宝的营养需要。断奶后，宝宝可以吃一些很软的营养食物。妈妈的身体进入恢复期。

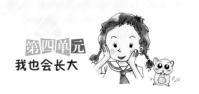

　　4~6个月的宝宝开始长牙齿，2岁左右时牙齿就长齐了，这些牙齿叫做"乳牙"。6岁左右开始换牙，乳牙逐渐脱落，长出新的牙齿叫恒牙，12岁左右结束换牙。

　　人类一生只换这一次牙。有些动物，如鳄鱼，一生可以换很多次牙。

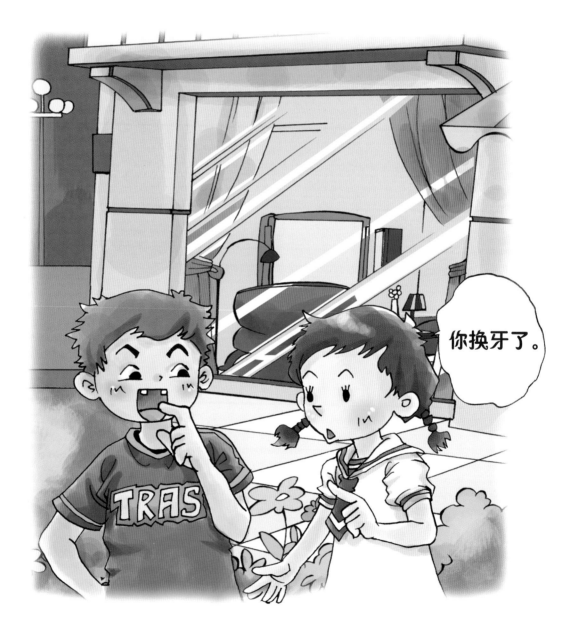

你换牙了。

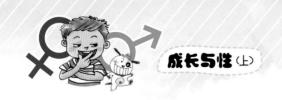

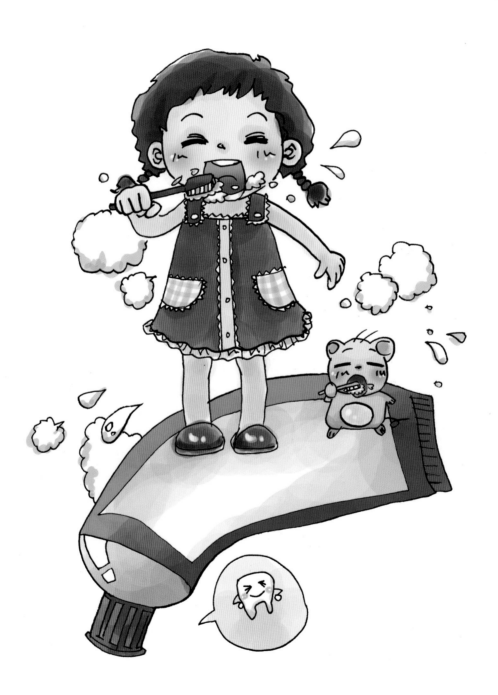

　　我们的恒牙一直要用到老。如果掉了一颗，它不会再长出来，所以一定要保护好牙齿。如果感觉到牙痛，要尽早到医院检查治疗。

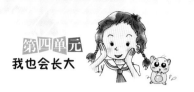

　　婴儿想表达自己的需要和情感只有用哭声，所以小孩爱哭，要到一岁左右才学会叫爸爸妈妈，2岁左右能够用语言表达清楚自己的意思。

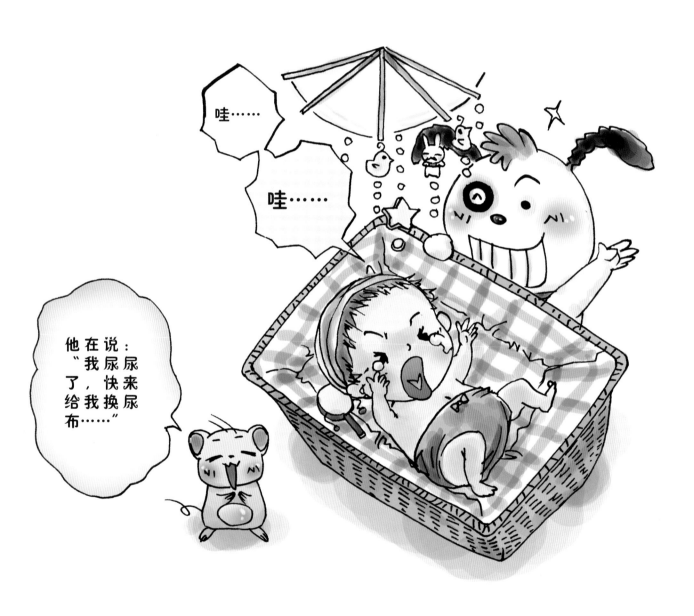

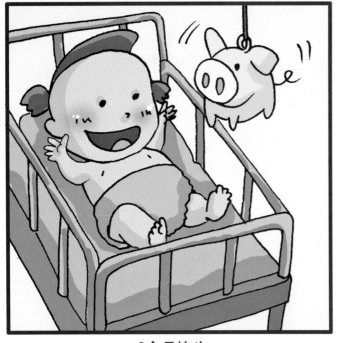

2个月抬头

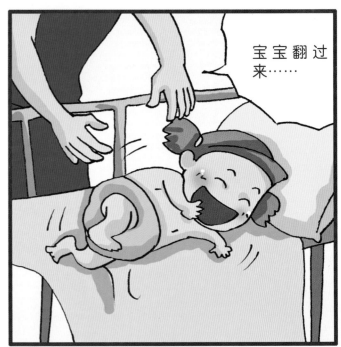

4个月能翻身

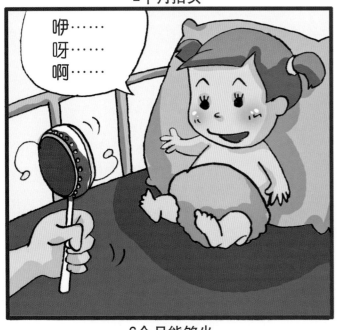

6个月能够坐

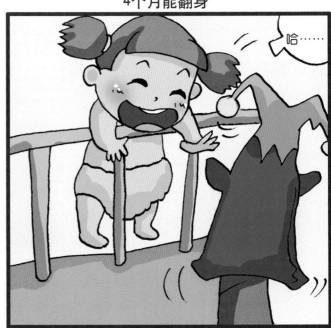

7个月能够站

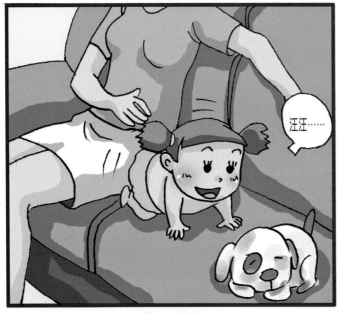

8个月能够爬

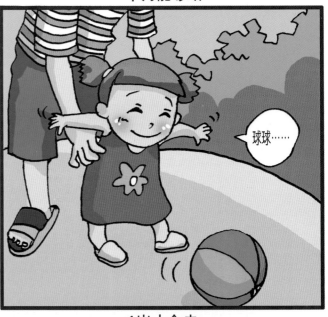

1岁才会走

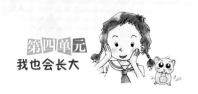

你是爸爸妈妈的爱，是他们的生命的延续，养育你的过程中，你会带给爸爸妈妈许许多多的快乐。

当你喊出第一声爸爸妈妈时，当你能够走出自己的第一步时，你给他们的每一个笑容，你成长中的每一个进步，给爸爸妈妈带来的是无尽的喜悦和幸福，多少年以后，他们都还会回味你小时候给他们带来的一个个惊喜。

如果你病了，爸爸妈妈会非常着急，他们可能整夜都不能睡觉，怕你有什么意外。你不在爸爸妈妈身边时，他们时时都在为你担心，担心你不能照顾好自己。

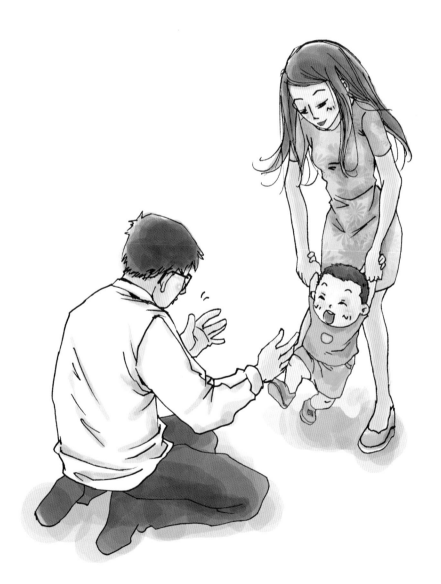

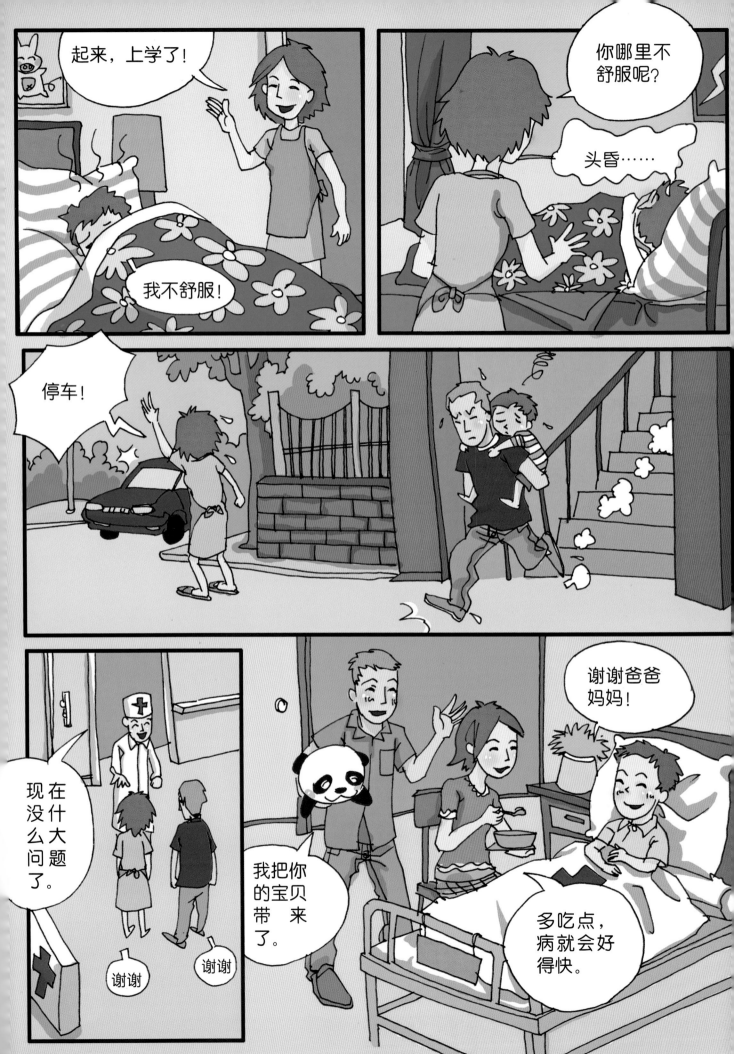

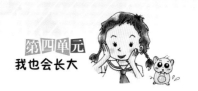

当女孩长到11~12岁、男孩长到12~13岁时，身体就开始发生变化了，比如，生殖器官周围长出头发一样的毛毛，我们叫它阴毛；夹窝里也会长出毛毛来，我们叫它腋毛；男孩还要长胡子，女孩的乳房慢慢长大。这些变化是你长大的表现。20岁左右，我们的身体就会长得像妈妈或者像爸爸一样了。

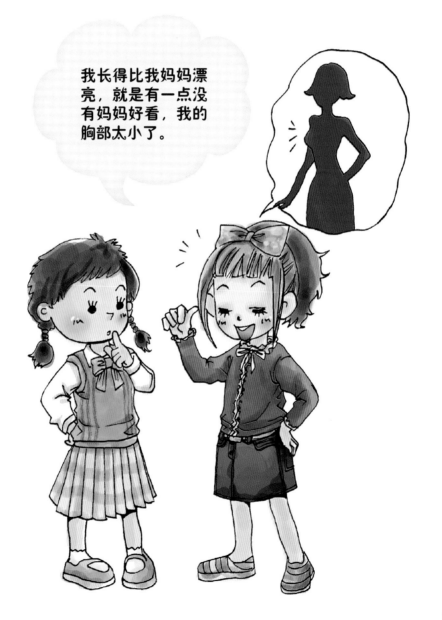

我长得比我妈妈漂亮，就是有一点没有妈妈好看，我的胸部太小了。

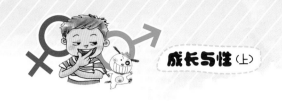

　　长大后，我们会和我们喜欢的女孩或男孩恋爱、结婚，这是很多人都会经历的事情。和自己喜欢的一个人恋爱结婚，是一个人一生中最快乐和幸福的事情，我们为什么要拒绝这样的快乐和幸福呢！当然，你也可以不恋爱，不结婚，这是每个人的自由。

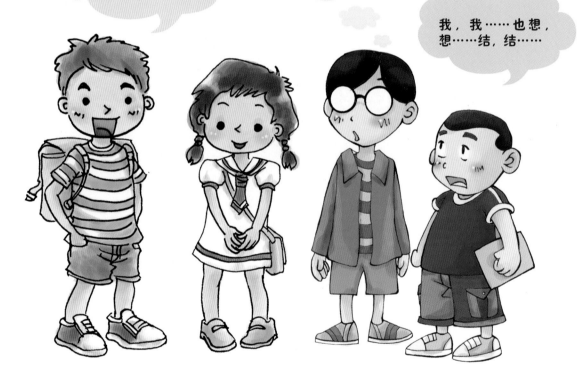

　　如果愿意，结婚后可以生孩子，你们就成了孩子的爸爸和妈妈，将来还可能当爷爷和奶奶，就像现在你的爷爷奶奶一样。人的一生就是这样度过的。

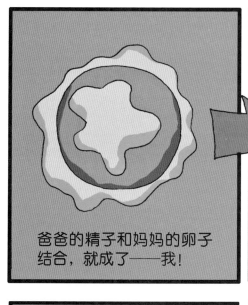

爸爸的精子和妈妈的卵子结合，就成了——我！

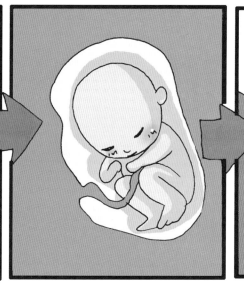

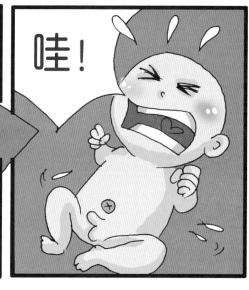

哇！

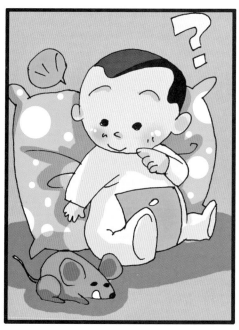

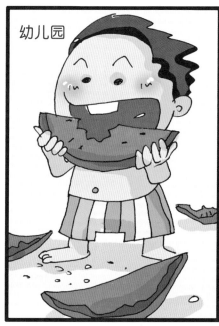

幼儿园

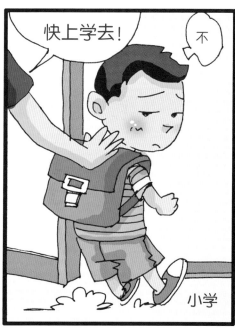

快上学去！

不

小学

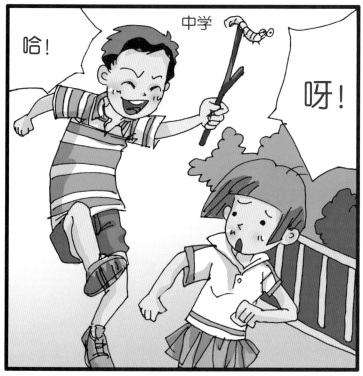

哈！

中学

呀！

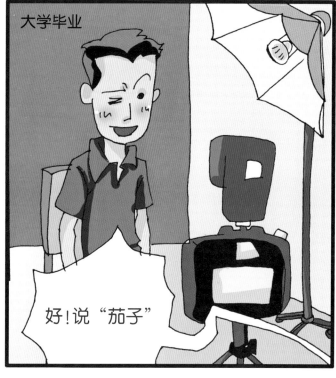

大学毕业

好！说"茄子"

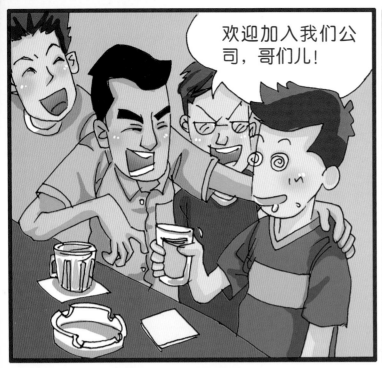

欢迎加入我们公司，哥们儿！

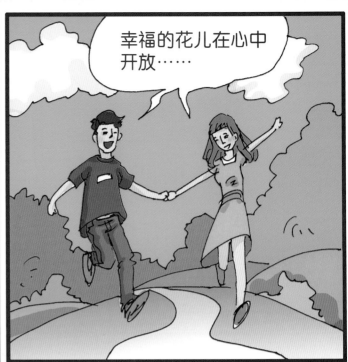

幸福的花儿在心中开放……

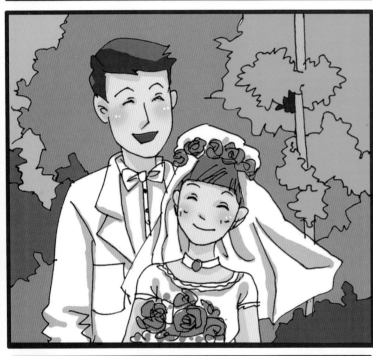

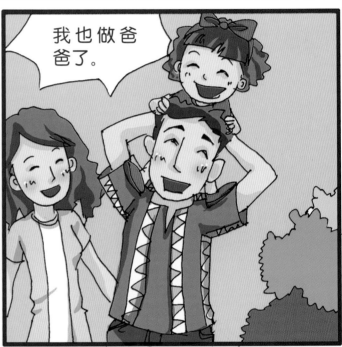

我也做爸爸了。

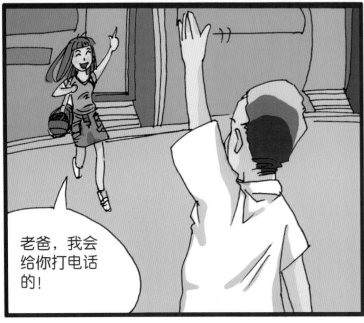

老爸，我会给你打电话的！

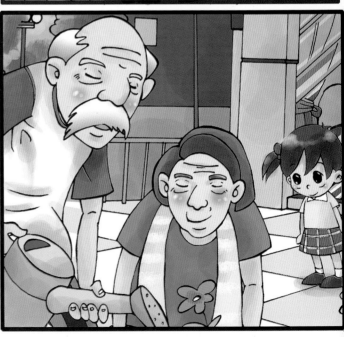

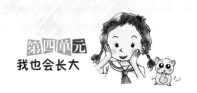

　　我们在成长的过程中，要学习知识和本领，将来才能成为一个对社会有用的人。所以，我们要经历幼儿园、小学、中学、大学的学习。学习了知识，我们要像爸爸妈妈一样工作，工作能够使我们挣钱养活自己，我们还能够从工作中得到许多快乐。

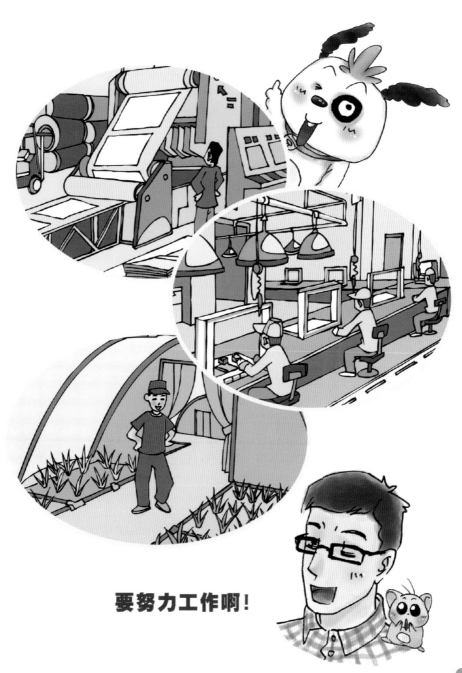

要努力工作啊！

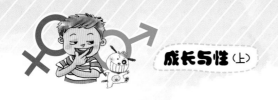

思考与讨论：

　　收集你从小到现在的照片，贴在下面空白处，做成一张"我长大了"的小报，并在小报上写上自己想对爸爸妈妈说的话。

第五单元
家 庭

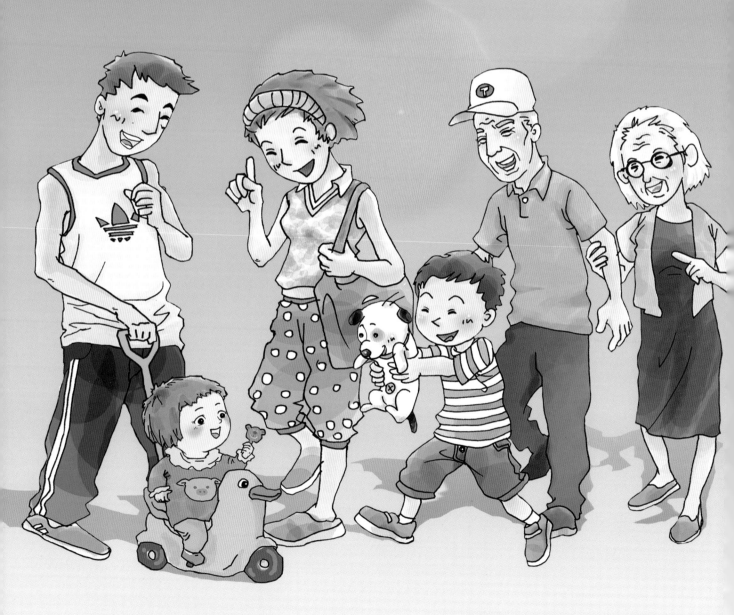

家是老爸、老妈和我组成的一个圆。

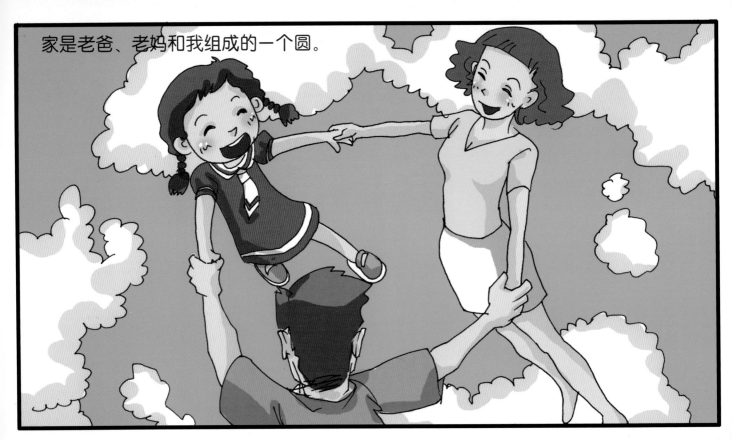

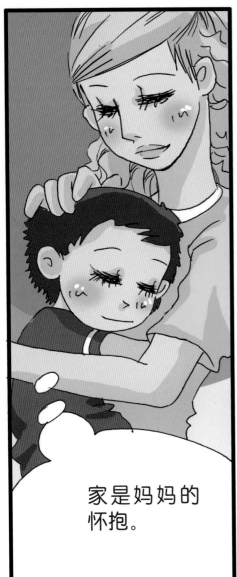

家是妈妈的怀抱。

家好比我们一家人的天堂。

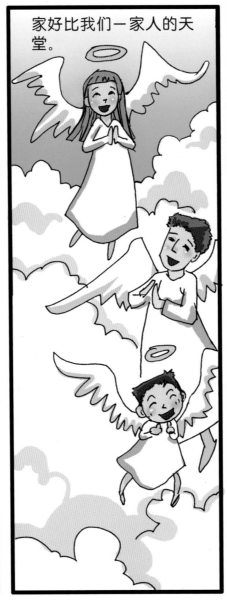

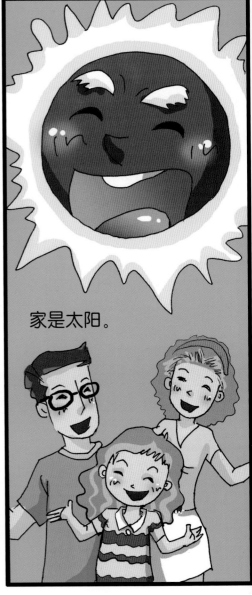

家是太阳。

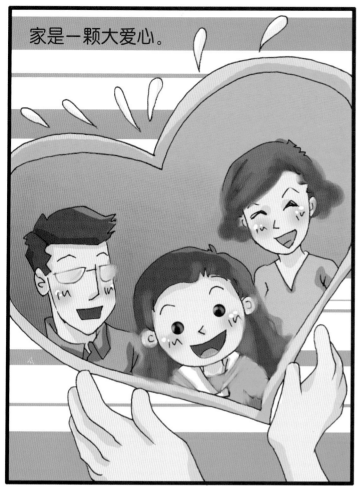

家是一颗大爱心。

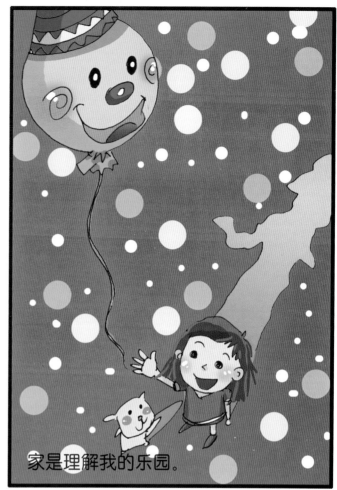

家是理解我的乐园。

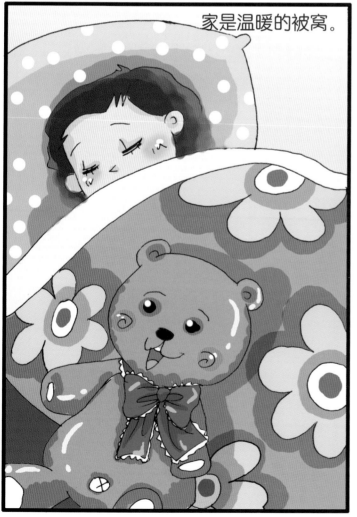

家是温暖的被窝。

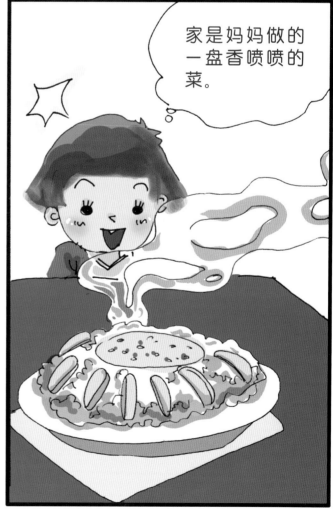

家是妈妈做的一盘香喷喷的菜。

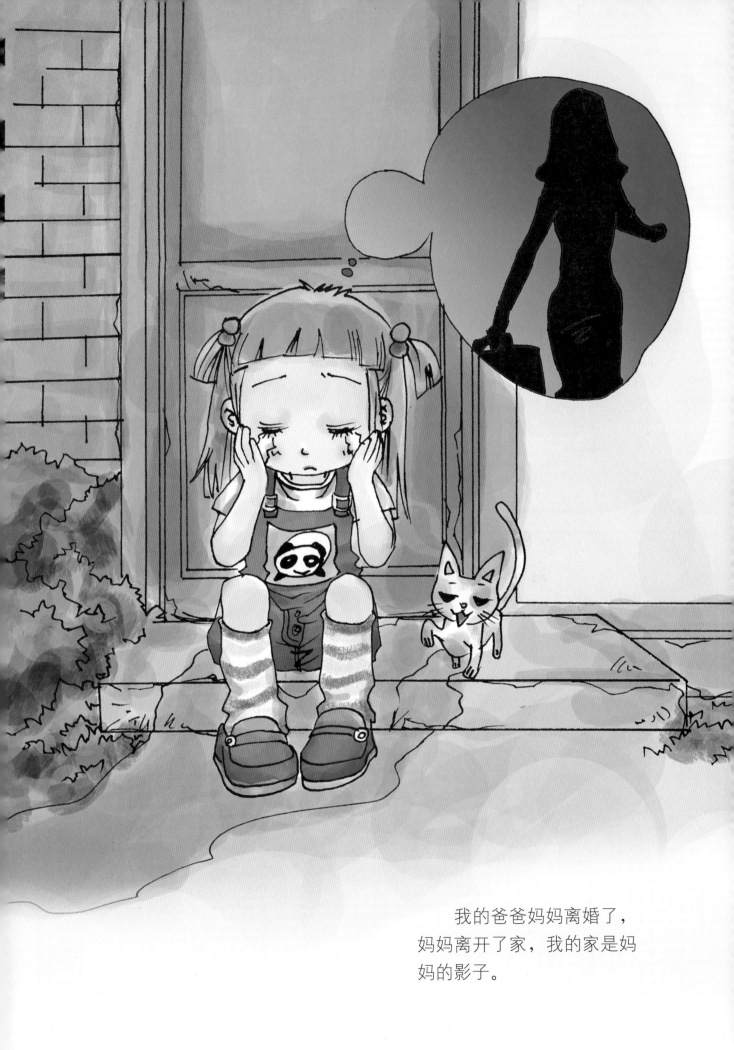

我的爸爸妈妈离婚了，
妈妈离开了家，我的家是妈
妈的影子。

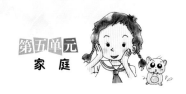

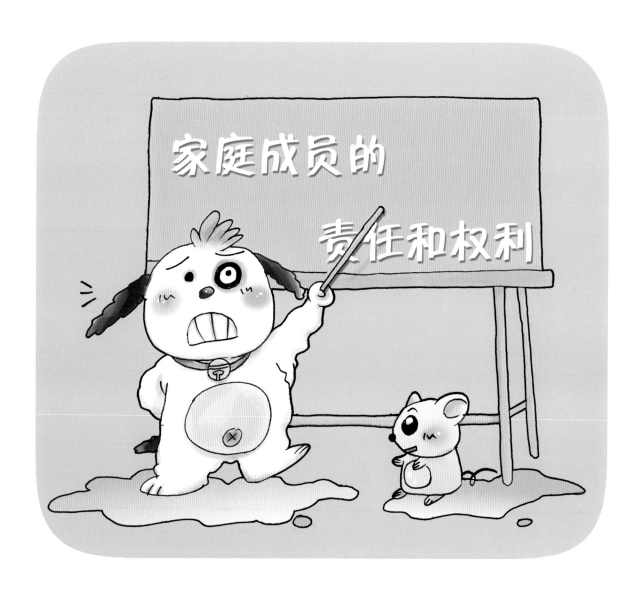

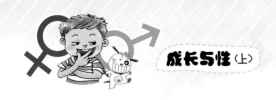

每一个家庭成员都有对家庭的责任。

爸爸和妈妈对家庭的责任是：认真做好自己的工作，努力挣钱，使家庭成员能够正常的生活(买米、买菜、买衣服、交孩子的学费)；关爱自己的家人，不做伤害家人的事情；用科学的方法教育孩子；以身作则，培养孩子良好的品德、行为和习惯。

孩子对家庭的责任：尊重爸爸妈妈，爱自己的家人；注意安全，不做对自己有危险的事情，比如不玩危险的游戏；遵纪守法，不做伤害他人的事；做好自己的事情，比如收拾好自己的玩具、书包，在学校认真完成学习任务。

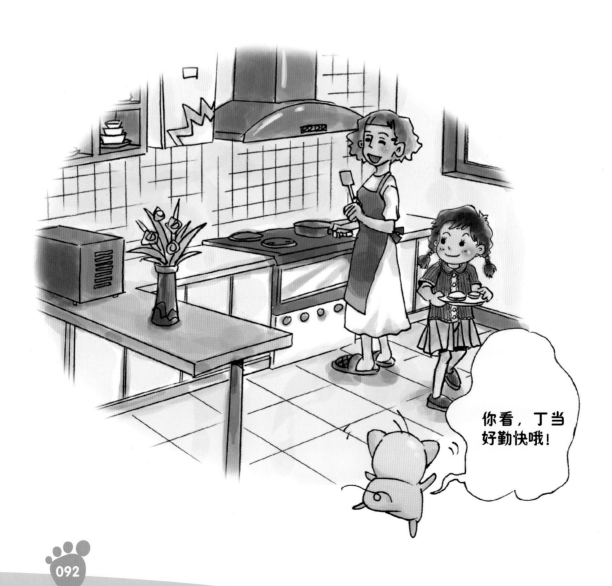

你看，丁当好勤快哦！

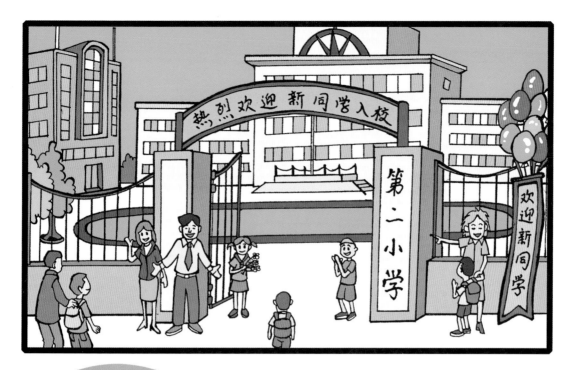

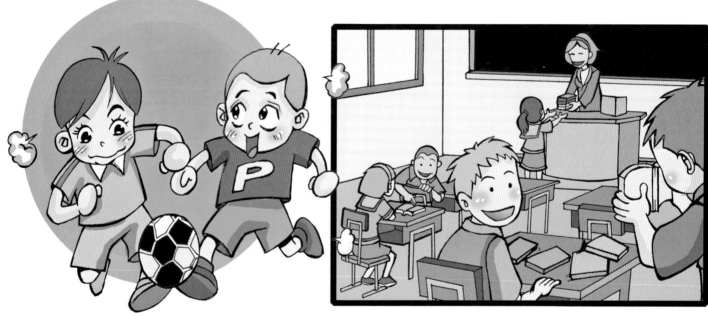

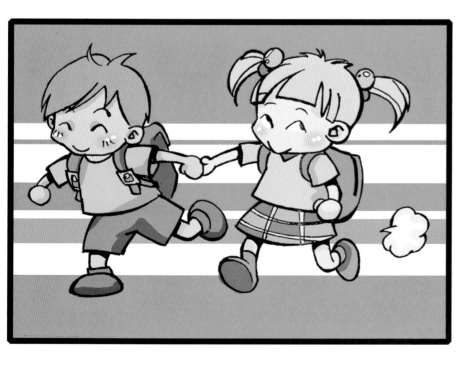

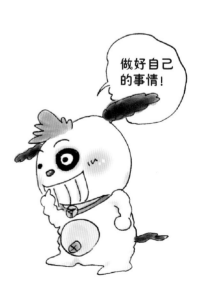

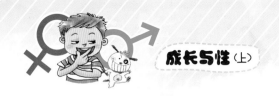

每一个家庭成员都有自己的权利。爸爸妈妈要把孩子抚养大，使孩子能够自己独立生活。当爸爸妈妈没有了生活能力时，有权利要求孩子照顾他们的生活，比如孩子要负责他们的生活的费用。这个权利受到国家法律保护。

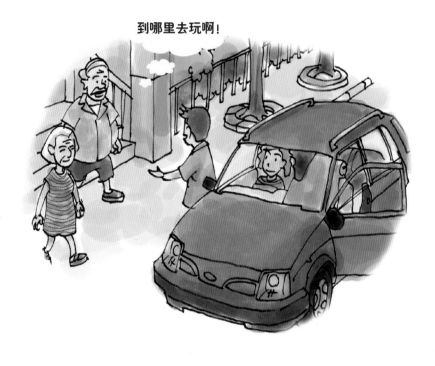

到哪里去玩啊！

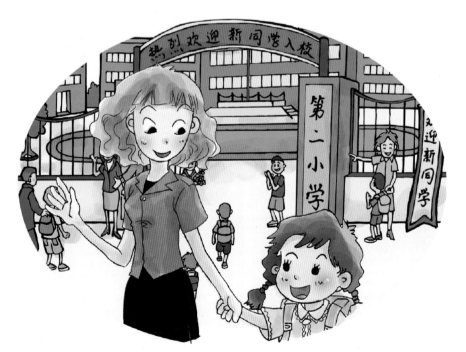

孩子在18岁前，有权利要求父母负责自己的生活和学习费用，这个权利同样受到国家法律的保护。

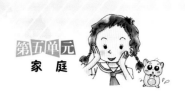
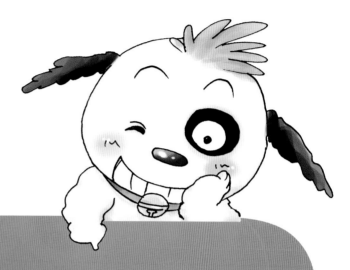

家庭的矛盾和变故

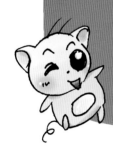

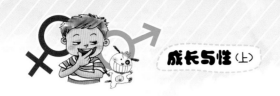

在家庭里，父母会有发生矛盾的时候。当父母吵架时，你会感到很难过，但是你没有办法使他们停止下来。你担心他们会离婚，希望他们和好，但是爸爸妈妈有时候并不理解你的心情。

为什么受伤的总是我！

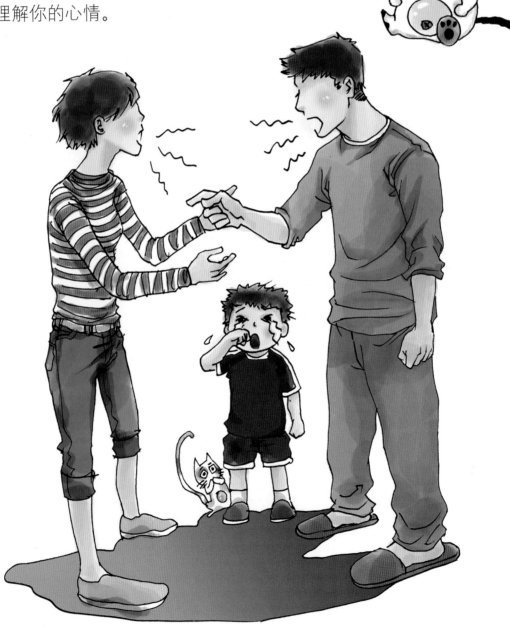

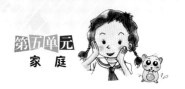

　　无论他们是不是为了你的原因吵架，都不是你的错，而是爸爸妈妈不能冷静地处理好一些家庭里的矛盾。他们或许因为工作不顺心，或许因为和朋友或同事闹了矛盾，他们不懂得不能把在外面的不愉快带给自己最亲爱的家人，所以你不必自责，因为这是爸爸妈妈的错。

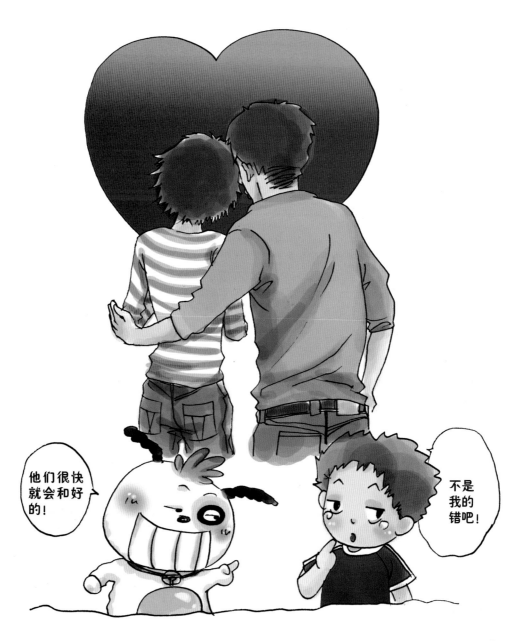

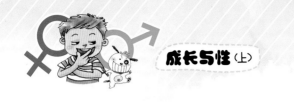

有的家庭，爸爸妈妈的矛盾太大，使他们不能够继续生活在一个家里，因此，他们选择了离婚。

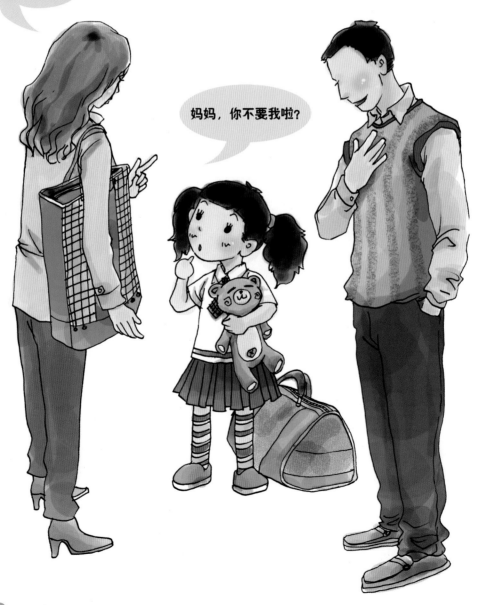

妈妈无论走到哪里，都会想念你。你永远是妈妈的女儿！

妈妈，你不要我啦？

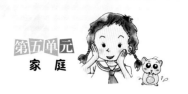
　　爸爸妈妈离婚，是他们处理他们之间关系的一种方式。无论怎样，你永远是爸爸妈妈的孩子，他们有抚养你的义务。他们离婚时，会安排好你将来是和爸爸或妈妈生活在一起，所以你不必担心他们会不要你。

　　爸爸妈妈离婚后，虽然爸爸或者妈妈没有和你住在一起了，但是他(她)仍然会非常地想念你，希望能够经常见到你。在你生日、儿童节或其他的节日里，爸爸或妈妈会来看望你，给你带来你喜欢的礼物，陪你玩几天……

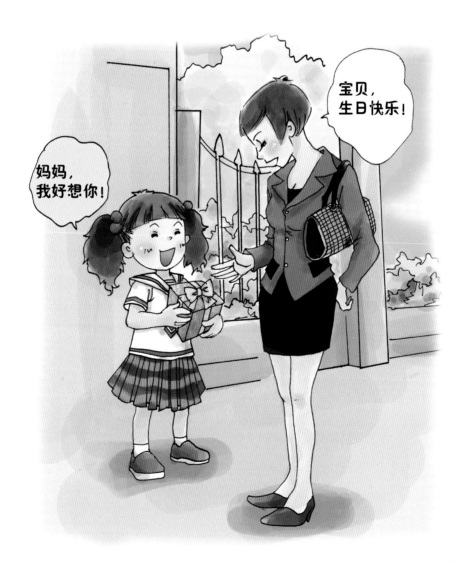

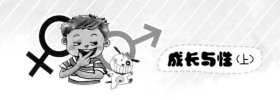

　　一些家庭还存在不文明的行为，父母打骂孩子的现象还普遍存在。

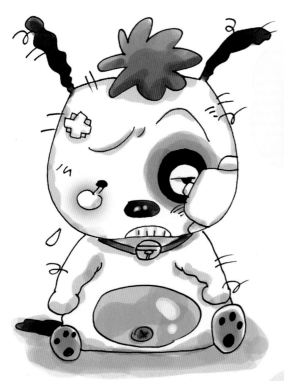

我爸爸妈妈打我的时候，眼睛都不眨一下，有一次，把我的脸都打肿了……

很多爸爸妈妈还认为他们打孩子是对的，孩子那么小，他们也下得了手！

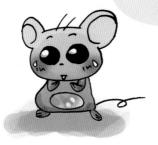

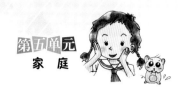

无论孩子做错了什么，父母都不应该以打骂的方式教育孩子，应该帮助孩子分析犯错误的原因，使孩子得到经验，将来不再犯同样的错误，这样做的父母才是具有教育智慧的父母。

曾经有一些父母，他们经常打孩子，而且打得非常重，孩子不敢反抗，也无力反抗，最后被父母活活打死。这个时候，父母才发现自己做错了，但是孩子不能死而复生，父母的行为已经触犯了法律，还要受到法律的惩处。

当父母对孩子有暴力行为时，孩子应该学会保护自己，向周围的邻居或拨打110报警电话求救，因为父母也会有失去理智的时候。懂得保护自己，可以避免悲剧发生。

当父母冲你发火，情绪快要失控的时候，为了保护自己，这时你千万不要再与父母顶撞，更不要"火上浇油"。等父母冷静下来，再与他们讲理沟通。能忍、善于沟通、能控制局面的孩子，今后必成大器！

在你成长的过程中，你会遇到很多困难。当你遇到困难或不开心的时候，可以向爸爸、妈妈、老师、同学和朋友寻求帮助，他们会帮助你找到解决困难的方法，会给你鼓励和支持；如果你不开心，他们会给你安慰，和你谈心，让你抛开烦恼，心情愉快。学会向他们寻求帮助，这样你就会快乐地成长！

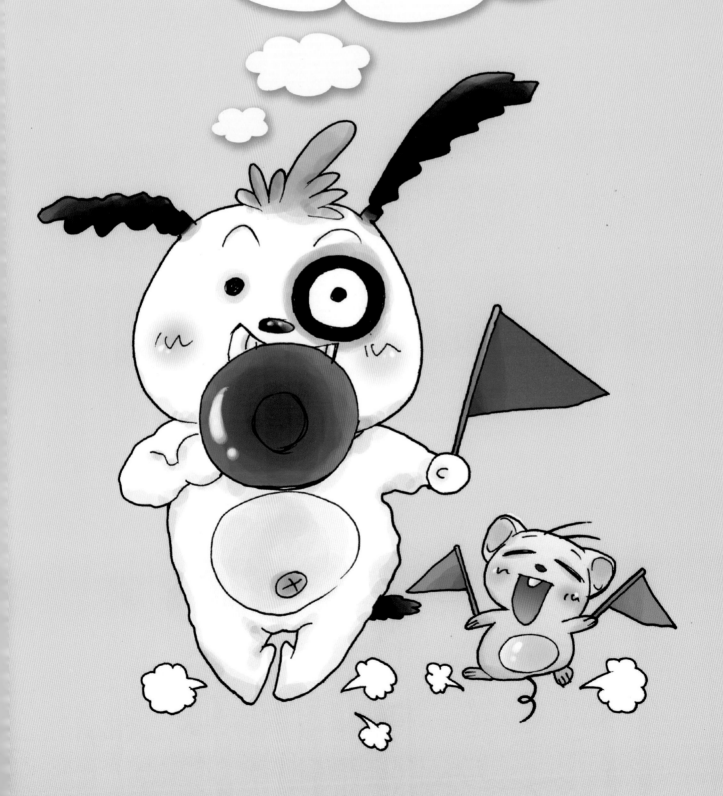

性是什么

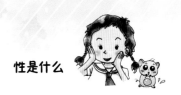

性是性别

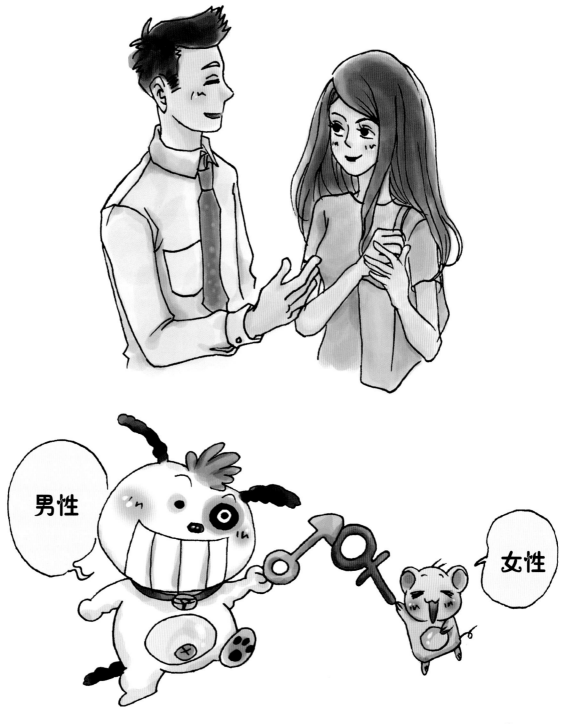

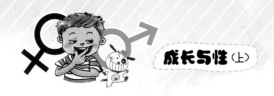

性是我们的隐私

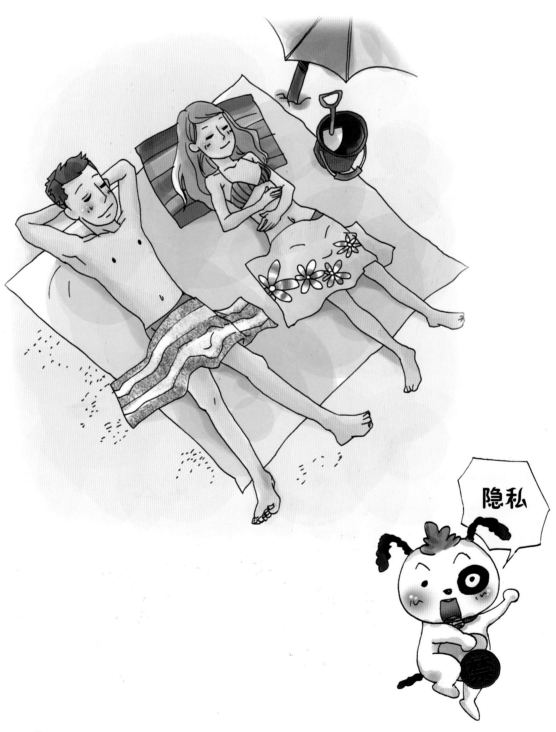

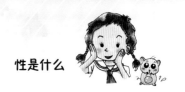
性是生命的源泉

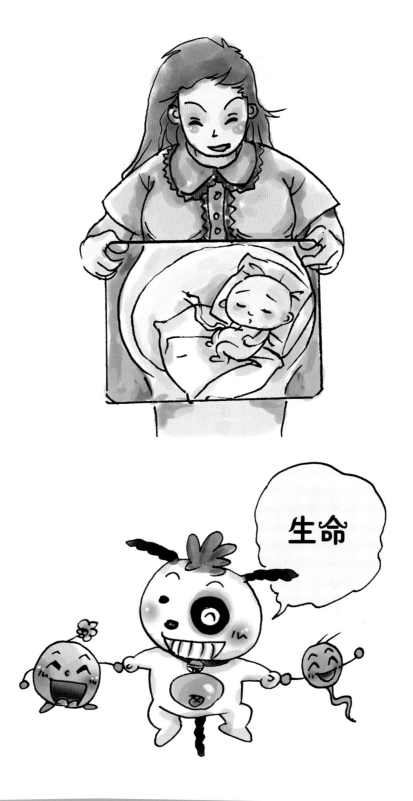

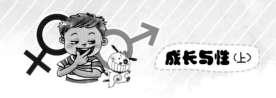

性是爱情的第一元素

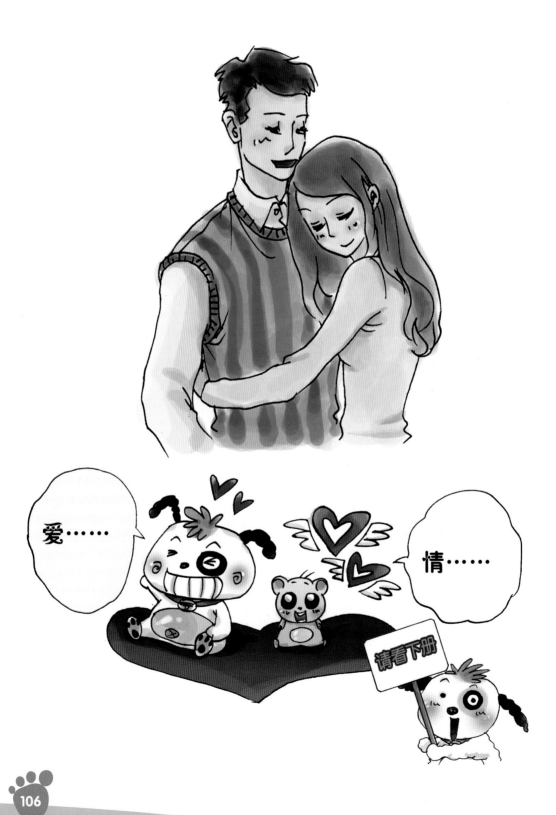

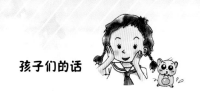
孩子们的话

"性教育是爱和生命的教育，是人们一生都需要接受的教育。原来我不懂，认为性是下流的，羞耻的。现在我懂了，没有性，地球上就没有了人语花香，如果人们早点接受性教育，就不会有艾滋病了。"

"性教育前，我以为亲嘴会怀孕，我以为和艾滋病病人干什么都容易传播，我以为同性恋是可耻的，是犯罪的。性教育课好得很，性教育Very Good，使我们懂得了很多，对性的法律有了深刻的了解，而且对我们成长有了重大的帮助，Thank you！胡医生，能多上几节性教育课吗？使我们懂的更多。"

"上性健康课前，我认为性就是那些不正当的男女关系。觉得非常下流，上了这种课后，我认识到了自己的身体、我的生命是怎么产生的，以及性病和性侵犯等。我已经能正确地、科学地面对性。胡医生，上了性教育课后，我已经能正确科学地认识和对待性了。对自己的身体及身体的变化也有了新的认识，谢谢胡医生。"

"我上性健康教育课之前，我对性的认识有：我是从母亲肚子里出来的；进母亲、父亲房间之前先敲门。上了性健康课后，我知道了什么是初恋、同学之间只能有什么关系、什么是遗精、月经是怎么回事、什么是艾滋病、什么是性病、什么是怀孕、怎么才会生孩子、什么是性犯罪，以及什么能做、什么不能做等。我想对胡老师说：我能在小学阶段遇到您这样的好老师我是想都没想过的，更没想到会上性教育这样的课，我十分谢谢您教给我许多的知识，我懂得了自我防御。"

"因为在上性教育以前，父母也曾对我说过一些，但非常模糊。上了课后，我对'性'的认识更加详细了，懂得自尊、自爱、自强，不像以前那样了，我非常感谢性教育课，它教给我了许多。性教育的开展教会了我们成熟和互相尊重，使我们受益匪浅，但我国还有许多孩子不明白这些，经常犯许多错误。我建议这种课应面向全世界开展，甚至列为正课。这次我们很幸运，因为遇到了胡老师这种老师，她不但很认真还很仔细，我非常感谢她！"

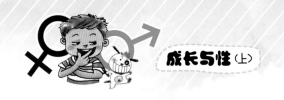
　　"学习了艾滋病相关知识后，我知道了长大成人后不应该随便和别人发生性关系；上了性教育后，我知道了孩子出生的经过；上了性教育后，我知道了性这个问题是很正常的；上了性教育后，我觉得对我们很有帮助，比如说怎样保护自己，怎样预防艾滋病。"

　　"上性教育课前，我认为性神秘又可怕，一谈到性，就有羞耻之感，自从听了胡医生性教育课后，我懂得了很多性知识，觉得性十分正常，我还觉得性教育是一种值得推广的学科！我觉得性教育让我了解了自己的身体、心理，懂得怎样防范，我十分感谢胡医生的教育，在社会上还有很多人不懂这些而因此犯法或被侵犯，由此我希望能把此科目转为正课，不只是我个人，我想许多同学都很愿意，在这个课里，我们能讲心里话，没有人会责备我们，我十分喜欢此课！顺便说一下胡医生，她是个好老师、好医生！"

　　"之前我觉得性很恶心，神秘，不太了解，听到别人说会觉得很羞耻。我上了性教育课后，性不再神秘、恶心，我能用科学态度对待。我认识了性病及艾滋病，知道今后应该如何保护自己。认识了性法律，知道哪些应该报案，知道了被性侵犯后，应该怎么做。我认为性教育课应该推广，让更多的人来了解性，以后就会少了很多悲剧。"

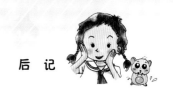

后 记

2001年至2005年，我在成都外国语学校附属小学为孩子们讲解性健康教育课程。为了让孩子们能够形象地理解我讲解的内容，我将文字变成图形，在上课的时候作为教学辅助。在请画师画图的过程中，我要求画师不仅要科学表达相关知识，还要表达出情感和人文关怀。在课堂里使用这些图画后，我还会了解孩子们从这些图画中看到了什么，当孩子们对某一幅图画的理解与我初衷不相符时，我会让画师修改……这样的折腾持续了三年。

当我在小学里为孩子们讲解性健康课堂时，心里萌生了三个愿望：愿望一，每一个孩子都能够接受性健康教育；愿望二，有一本孩子自己能够看懂的性教育书，他们不再去向那些一接触到性话题就感觉尴尬的成年人提出性问题；愿望三，有一本父母和孩子可以共读的性教育书，让父母回答孩子的性问题时不再尴尬。于是，我有了将课堂内容变成书的想法。2004年，在科学出版社的支持下，《成长与性》出版了，当年用于教学的那些图画，成为了这套书的主角。这套书满足了我的三个愿望，载着我的课堂，走进了千家万户。

十五年来，我在全国各地为孩子们开展性健康教育课堂，《成长与性》成为了我创立的"善解童贞孩子性健康教育课堂体系"的教材。现在，善解童贞讲师团在全国各地为孩子们开展性健康教育课堂，每个月的受益人数达到上千人。《成长与性》帮助了越来越多的孩子走出性的困惑。

考虑到孩子年龄阶段不同，性教育的"度"应该不同，所以，我将《成长与性》分为了上下两册，便于不同年龄阶段的孩子阅读。《成长与性》出版后，也经历了几次文字修改，每一次修改都是基于我的进步与成熟，这一次的修订希望《成长与性》更加完美，能够帮助到更多的人！

在此，感谢所有帮助和支持我的人！

2016年3月　于深圳